Patrick Broome und Berthold Henseler

MIT YOGA LEBEN

Patrick Broome
Berthold Henseler

MIT
YOGA
LEBEN

Im Hier und Jetzt mit achtsamen
Yoga- und Meditationsübungen

Allegria

Quellennachweis

Seite 14 Textauszug aus: Hermann Hesse, Siddhartha, in:
ders., Sämtliche Werke in 20 Bänden. Herausgegeben von Volker
Michels, Band 3: Roßhalde, Knulp, Demian, Siddhartha, S. 413.
© Suhrkamp Verlag Frankfurt am Main 2001. Alle Rechte bei und
vorbehalten durch Suhrkamp Verlag Berlin.

Seite 20 Textauszug aus: Peter Høeg, Die Kinder der Elefantenhüter,
übersetzt von Peter Urban-Halle. © Carl Hanser Verlag München 2012.

Seite 40 Textauszug aus: Hermann Hesse, Das Glasperlenspiel, in:
ders., Sämtliche Werke in 20 Bänden. Herausgegeben von Volker
Michels, Band 5. © Suhrkamp Verlag Frankfurt am Main 2001.
Alle Rechte bei und vorbehalten durch Suhrkamp Verlag Berlin.

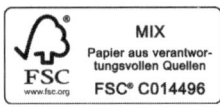

Allegria ist ein Verlag der Ullstein Buchverlage GmbH

ISBN: 978-3-7934-2264-8

© 2014 by Ullstein Buchverlage GmbH, Berlin
Lektorat: Antje Korsmeier
Umschlaggestaltung: Geviert, Grafik & Typografie unter Verwendung
mehrerer Illustrationen von © Nina Rode, Berlin, von © Shutterstock
Illustrationen (Innenteil): Nina Rode, Berlin
Satz: Keller & Keller GbR
Gesetzt aus der Minion
Papier: Pamo Super von Arctic Paper Mochenwangen GmbH
Druck und Bindearbeiten: GGP Media GmbH, Pößneck
Printed in Germany

Inhalt

Vorwort: Jäger des verlorenen Schatzes 9

GEBRAUCHSANWEISUNG 13
  Innen und Außen 14
  Das Zentrum 16
  Zwei, die man sich merken sollte: Subjekt und Objekt 20
  Die Bedeutung des Herzens 25
  Pure Freude und innige Verbindung 26
  Auf den Punkt gebracht 27

YOGA ALS PRAXIS DER BEWEGTEN ACHTSAMKEIT 28
  The Power of Now 29
  No Pain, No Gain? 32
  Alles ist Energie 33
  Energie durch Entspannung 34
  Strawberry Fields Forever 36
  Attention, Please! 38
  Was Yoga sein kann? 39
  Yoga, Achtsamkeit und Zertifikate 40

ENERGIE 43
  Energiefresser 43
  Urteilslöcher 43
  Wut und Aggression 44
  Perfektionslöcher 44
  Hier-und-Jetzt-Räuber 45
  One Moment In Time: Energie durch Verstehen 46
  Energie durch Schreiben – Die Erstellung eines
    Gedankenprotokolls 47
  Centering und Achtsamkeit 50
  Mind Clearing 51
  Transformation: Umformung durch Energie 54
  Die drei Energieebenen 56
  Pump Up The Volume: Energie schafft Energie 59
  Neue Energie durch Neugier 61
  Anerkennung tut gut 63
  Urteile belächeln 63

Schönheit und Anmut 64
… und wohin mit der Aggression? 65
Let's Go – Spannungen loslassen 68
Die energetischen Körper 73
Die Extra-Portion Energie 85
Die Rolle des Atems im Yoga 88
Die Praxis der kontrollierten Atmung 91
Die Techniken des Pranayama 91
Atmung zur Klärung des Verstandes 93

ZENTREN DER ENERGIE 96
Der Volltreffer: Hit the Hara 96
Rock The Chakra – Zum Verständnis der
  wichtigsten Energiezentren 102
Das erste Chakra 104
Das zweite Chakra 106
Das dritte Chakra 109
Das vierte Chakra 110
Das fünfte Chakra 113
Das sechste Chakra 115
Das siebte Chakra 117
Chakra Tuning – Ein Lichtspaziergang von
  unten nach oben 118
Knocking on Heaven's Door 121
Die Aura – Energie Far Out 121

LOVE IS ALL YOU NEED:
ENERGIEQUELLEN PFLEGEN 125
Liebe gibt Energie 125
Das Anfangsritual 126
Energie aus dem Boden holen 127
Vor der Stunde – ganz vertraut mit Ihrem Ort 128
In Time – pünktlich zur Verabredung 129
Die Sinne 130

BASICS – ENERGIE IM TÄGLICHEN LEBEN 134
Neues bringt Energie 134
Ruhen und Schlafen 134
Essen und Trinken 135
Körperhaltung 139
Vor der Praxis: Energie mobilisieren 140
Power-Massagen auf der Matte 140

Die Kraft des Raumes – Inspirationen für die Praxis   143
Der Zauber der Langsamkeit   145
Splendid Isolation – Bewegungen aufteilen   145
Müssen Sie sich verspannen?   146
Smile! Lächeln Sie sich durch Ihre Praxis   147
Hände: Ein Geben und Nehmen   148
Balance: männlich – weiblich   149
Energie durch Unendlichkeit   150
Tier-Power!   151
Clap Your Hands!   151
Auch Schmerz ist Energie   152
A Kind Of Magic   153
Warten mit Leidenschaft   153
Ich und Er   154
Runde Bewegungen sind perfekt   155
Spiegelübung   156
Wasserkraft   157
Zuviel Energie   158
Energie im Sitzen   158
Energie durch Verlängern   158
High Energy Recharging Position   159
Power from Mother Earth   159
Get Together!   159

AKTION UND MEDITATION   162
Mehr Energie und Achtsamkeit durch aktive
    Meditation   162
Tanzen (Nataraj)   162
Mandala-Meditation   163
Summen (Nadabrahma, Humming Meditation)   164
Schüttelmeditation (Kundalini)   164
Gibberish (Kauderwelsch)   165

DIE VIER GRUNDPOSITIONEN   166
Achtsamkeitsübung im Sitzen mit anschließender
    Meditation   167
Achtsamkeitsübung im Stehen mit anschließender
    Meditation   172
Achtsamkeitsübung im Liegen mit anschließender
    Meditation   177
Achtsamkeitsübung: Der Kreis oder die Stellung des
    liegenden Kindes mit anschließender Meditation   181

DIE »MAGIC SIX« 184
  Toe Touch 185
  Hund: Adho Mukha Svanasana 189
  Hocke: Malasana 192
  Tippie Twist 193
  Drehsitz: Ardha Matsyendrasana 194
  Tisch: Purvottanasana 197

EIN ANKER IN STÜRMISCHEN ZEITEN:
DIE LIFESAVING-SEQUENZ 199
  Atemübung: Kapâlabhâti 200
  Atemübung: Bhastrika 202
  Atemübung: Anuloma Ujjayi 203
  Kobra 205
  Schulterstand: Sarvangasana 207
  Kopfstand: Sirsasana 210
  Pflug: Halasana 214
  Fisch: Matsyasana 215
  Großes Siegel 217
  Vorwärtsbeuge 219
  Wechselatmung 222
  Sitzen 223
  Entspannung 225
  Segen 228

SPORT, ACHTSAMKEIT UND MEDITATION 229

LERNEN FÜR LEHRER:
COACHING, YOGA, ACHTSAMKEIT 231
  Golden Touch 233
  Vorbild Yogalehrer? 235

VON DER YOGAMATTE INS LEBEN 236
  In Bewegung 237
  Immer und überall 238
  Geben und Nehmen mit dem Herzen 238
  Sehen, Hören, Fühlen 247
  Sie haben »vergessen«, achtsam zu sein 251

DANKSAGUNG UND EMPFEHLUNGEN 253

Vorwort

JÄGER DES VERLORENEN SCHATZES

Throw those curtains wide
(Elbow)

ACHTUNG YOGI! *Yoga ist eine Schatzsuche. Das Besondere an dieser Schatzsuche ist, dass der Schatz nicht in einem anderen Land versteckt liegt, dass er nicht unter extremen Umständen zu finden ist und dass wir nicht in einer ganz anderen Verfassung sein müssen, um ihn zu heben. Der Schatz ist bereits da; wir haben lediglich vergessen, wo er zu finden ist – so scheint es jedenfalls. Wahrscheinlich haben wir es nicht einmal wirklich vergessen. Den Schatz können wir in **diesem Moment** finden.*

Das ist keineswegs theoretisch gemeint. Der Schatz ist *diese* Situation, in der Sie in *dieser* Körperhaltung auf *diese* Buchstaben schauen. Die Atmung, die Sie *genau jetzt* wahrnehmen, und die Geräusche, die Sie *jetzt* um sich herum hören, sind ein Teil dieses Schatzes.

Wenn aber die Wahrheit tatsächlich so simpel ist, dann fragen Sie sich vermutlich – und das zu Recht – warum Sie überhaupt dieses Buch lesen sollten. Um es vorwegzunehmen: Falls Sie diese Herausforderung annehmen, stehen Sie vor einer der schwersten Aufgaben, die Ihnen das Leben zu bieten hat. Zugleich gibt es keine Aufgabe, die leichter zu lösen wäre. Fakt ist, dass wir selten mit dem Leben, das wir führen, hundertprozentig einverstanden sind, und ausgerechnet dieser Traum von einem perfekten Leben verhindert, dass wir direkt am Leben teilnehmen.

Hinsichtlich der Yogapraxis fragen sich viele Menschen, warum sie sich trotz regelmäßigen Übens oft erschöpft fühlen und warum manche Asanas ihnen einfach nicht gelingen wollen, obwohl sie ahnen, dass sie durchaus fähig wären, tiefer in die Positionen hineinzugehen.

Achtsamkeit ist der Wegweiser, der Sie mitten in das Leben und in Ihre Yogapraxis führt. Er funktioniert am besten, wenn Sie sich lockermachen, Ihren Humor parat haben und die erstbeste Gelegenheit nutzen, zunächst Ihre Umgebung wahrzunehmen und zwar genau so, wie sie eben ist.

Wenn Sie sich dann noch bewusst machen, dass *Sie* es sind, der oder die diese Umgebung wahrnimmt, sind Sie genau dem auf der Spur, was wir hier mit Achtsamkeit meinen und worum es in diesem Buch geht. Achtsamkeit bedeutet für uns nicht, starr auf ein äußeres Objekt zu blicken, sondern in Verbindung mit unendlichen Energieressourcen zu sein. Dieses Buch unterstützt Sie mit Tipps, Tricks und solidem Hintergrundwissen, sodass Sie schon in kurzer Zeit wesentlich mehr Energie freisetzen können.

Nicht alle hier verwendeten Übungen, Meditationen und Erklärungsmodelle entstammen der Yogatradition. So sprechen wir beispielsweise oft die Empfehlung aus, das Hara (unsere Körpermitte), das wir etwa zweifingerbreit unterhalb des Bauchnabels finden, zur Entwicklung der eigenen Achtsamkeit zu nutzen. Sie stammt aus der buddhistischen Tradition, wie sie unter anderem in Japan verwurzelt ist. Diese Tradition bringt unsere eher rezeptiven Qualitäten zum Vorschein.

ACHTUNG YOGI!
No Guru, No Method, No Teacher … (Van Morisson)

Die wichtigste Orientierung liefern unser Herz, eine deutliche Wahrnehmung unserer Liebe, Vertrauen aus und in uns selbst, gute Menschenkenntnis sowie die Freude und die Stille, die Sie spüren, wenn Sie mit Ihrem Lehrer üben.

Also probieren Sie es immer wieder aus. Wir sind überzeugt, dass nichts besser wirkt als Yoga, Achtsamkeit, Liebe und letztendlich Meditation, um aus dieser Welt eine etwas bessere zu machen – für Sie persönlich, für uns und für alle Wesen auf diesem Planeten.

Wenn wir von Liebe, Meditation und Achtsamkeit reden, reden wir von etwas, das nur in Freiheit existieren kann. Es gibt keine schlechte Liebe, keine schlechte Meditation, keine schlechte Achtsamkeit und kein schlechtes Yoga. Yoga ist Freiheit und lässt sich nicht begrenzen. Wenn es Orte gibt, die dafür einen Raum eröffnen, oder Menschen sich zusammentun, um gemeinsam Yoga zu lernen und damit zu experimentieren, ist das wunderbar. Aber Yoga gibt es nicht in einer Box zu kaufen. Jeder, der Yoga in Räume und Organisationen oder in ein bestimmtes Format zwängt und es darauf beschränken möchte, sollte sich bewusst machen, dass dies nichts mit Yoga zu tun hat. Das gilt für Lehrer wie auch für Schüler.

DO IT: *Um Ihnen* zu helfen, Ihren ganz eigenen Weg zu finden, möchten wir Ihnen ein Werkzeug besonders nahelegen: Dankbarkeit. Wann immer Ihnen ein Mensch dabei geholfen hat, auch nur für einen kurzen Augenblick Achtsamkeit zu leben, wenn jemand Ihre Liebe herausgefordert oder einfach Leichtigkeit in Ihr Leben gebracht hat – zeigen Sie Ihre Wertschätzung. Das gilt gleichermaßen in Bezug auf einen Meister, ja, sogar ein Buch, Ihre Kinder, die Kassiererin im Supermarkt, einen Musiker oder die Unbekannte, die neben Ihnen im Aufzug steht.

Eine sehr, sehr wichtige Person haben wir nicht vergessen, und auf diese möchten wir Sie nun mit Nachdruck aufmerksam machen: Das sind Sie. Seien Sie mit Ihrer Wertschätzung sich selbst gegenüber genauso großzügig wie gegenüber anderen.

ACHTUNG YOGI! *Eine Asana können Sie vielleicht nicht immer perfekt ausüben, aber Wertschätzung und Dankbarkeit zum Ausdruck zu bringen, ist immer möglich.*
Ein herzliches Dankeschön, dass Sie jetzt hier sind, und viel Freude mit diesem Buch!

Wir müssen anfangen, etwas Neues zu lernen.

(Sokrates)

GEBRAUCHSANWEISUNG

Dieses Buch erhält dann seinen Sinn, wenn es Sie darin unterstützt, mehr Energie, Achtsamkeit und Meditation durch Ihre Yogapraxis zu erleben, und Sie lernen, dafür die geeigneten Methoden zu finden.

Vielleicht schwirrt Ihnen irgendwann der Kopf von all den Tipps, die wir hier für Sie zusammengestellt haben. Wählen Sie also am besten zunächst zwei oder drei Anregungen aus, und experimentieren Sie damit in Ihrer Praxis.

DO IT: *Vielleicht ist* es für Sie hilfreich, ein Yoga-Tagebuch zu führen. Fertigen Sie eine kleine Skizze von sich an und markieren Sie die Körperstellen, die Ihnen während der Praxis Freude vermittelt haben, ebenso wie die Stellen, an denen Sie Schmerz empfunden haben.

Notieren Sie die Gedanken, die Sie mit verschiedenen Körperteilen verbinden – sowohl positive als auch negative.

Wählen Sie dann die Anregungen aus, die Sie hier und heute bedeutend finden, und starten Sie Ihr Achtsamkeitsexperiment. Schreiben Sie Ihre Erkenntnisse und alles, was Ihnen für Ihre Praxis wichtig ist, in Ihr persönliches Buch.

Moodboard:
→ Meine Wirbelsäule fühlt sich dumpf und schwer an.
→ Mein Yoga langweilt mich.
→ Ich habe Angst, dass ich mich beim Yoga verletze.
  Ich mache schon lange Yoga, und es beginnt, mich zu langweilen. Ich habe das Gefühl, tiefer atmen zu können.
→ Ich fühle mich zu schwach, um herausfordernde Yogaübungen zu praktizieren. Ich kann nicht stillsitzen.

> Mit Achtsamkeit komme ich im täglichen Leben auch nicht weiter.
>
> → Wenn ich erst einmal entspanne, kann ich nicht arbeiten.
> → Entspannung ist ein Fremdwort für mich. Ich weiß nicht, wie Yoga funktioniert. Ich liebe Yoga, aber mir ist es ein Rätsel, was das mit meinem wirklichen Leben zu tun hat.

Innen und Außen

Wenn jemand sucht, dann geschieht es leicht,
dass sein Auge nur noch das Ding sieht, das er sucht,
dass er nichts zu finden, nichts in sich einzulassen vermag,
weil er nur an das Gesuchte denkt, weil er ein Ziel hat,
weil er vom Ziel besessen ist. Finden aber heißt: frei sein,
offen stehen, kein Ziel haben.

(Hermann Hesse, Siddhartha)

Das vorliegende Buch beruht auf einem grundlegenden Modell, demzufolge es ein Innen und ein Außen gibt. Dieses Modell stellt einen Erklärungsversuch dar, der uns hilft, aus unserer Yogapraxis den besten praktischen Nutzen für das Leben zu ziehen. Es ist das Modell, das unserer Meinung nach für die Menschen in einem westlich geprägten Lebensstil am besten funktioniert, wenn Sie die Resultate Ihrer Yogapraxis kultivieren und im täglichen Leben anwenden wollen.

Was macht jeden einzelnen Menschen und natürlich auch Sie selbst so einzigartig und liebenswert? Würden Sie diese Frage ernsthaft mit folgenden Attributen beantworten?: »Ich bin einzigartig, da ich schlank bin, dazu noch brünett, ich aus München komme, Betriebswirtschaft studiert habe, ehrgeizig im

Beruf bin, geheiratet habe, Fußball hasse, meinen Vater mehr liebe als meine Mutter und ich meist gute Laune habe, bis auf Sonntagabend, wo mich regelmäßig eine kleine Depression packt; ach ja, und weil ich außerdem dunkle Schokolade liebe.«

All diese Dinge sind sicherlich wahr, aber meinen Sie wirklich, dass diese Zutaten Ihre Einzigartigkeit ausmachen?

Eine solche Definition schafft es lediglich, die Oberfläche zu beschreiben, aber sie trifft nicht Sie selbst und das, was Sie einzigartig macht. Die oberflächliche Ebene ist durchaus spannend, wir nennen sie gern auch die »Welt der Objekte«. In dieser Welt befinden sich nicht nur materielle Dinge, die außerhalb von uns selbst liegen, sondern auch unser Körper und unsere Persönlichkeit inklusive all unserer Gedanken und Gefühle. Wenn all das jedoch nur unsere äußere Welt ist, wer sind wir dann wirklich beziehungsweise wer ist dieses einzigartige Wesen, das sich in uns verbirgt? Die Beantwortung dieser Frage kann nur Ihnen überlassen bleiben. Aber in diesem Buch werden wir Ihnen einige Anregungen vorstellen, die recht nützlich sein könnten.

DO IT: *Stellen Sie sich einen Kreis vor: Das, was wir eben beschrieben haben, finden Sie auf seinem äußeren Rand. Er umfasst unsere Tätigkeiten, die Rollen, die wir im Leben übernehmen, sowie die alltäglichen Abläufe. Ebenfalls hier zu finden sind unsere generelle Einstellung zum Leben sowie unsere Überzeugungen.*

ACHTUNG YOGI! *Fast jeder Mensch möchte irgendwie besser werden. Das Wichtigste, das es zu verstehen gilt, ist, dass Sie schon all das besitzen, wonach Sie suchen. Das hört sich nicht allzu kompliziert an, und das ist es auch nicht. Aber der Moment, in dem Sie dies wirklich verstehen, wird Ihnen wie ein Wunder vorkommen.*

Das Zentrum

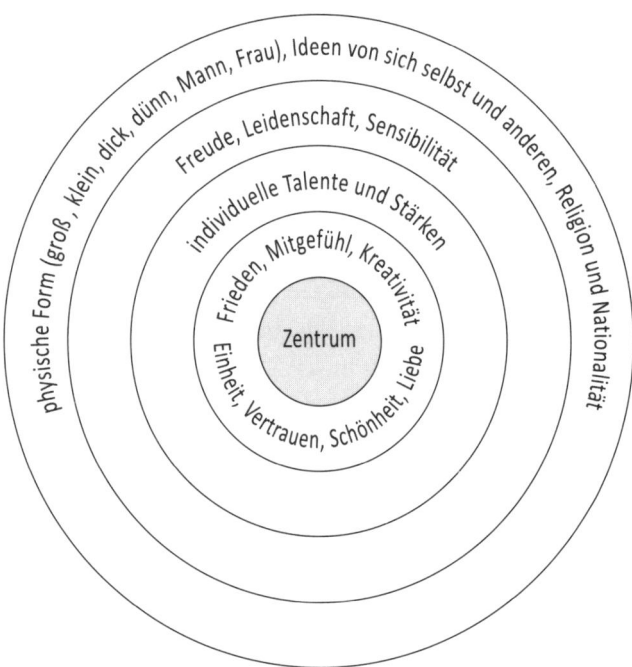

Dem äußeren Kreis entgegen steht das *Zentrum*. Das Zentrum ist und bleibt ein Geheimnis und kann weder mit Worten, noch mit Konzepten erfasst werden. Es ist unveränderbar. Es war immer da, es ist immer da und es wird immer da sein. Allerdings können Sie deutlich spüren, wenn Sie mit ihm in Verbindung stehen.

Um das zu verstehen, stellen Sie sich nun einen *zweiten* Kreis vor, der Ihr Zentrum umgibt und zwischen diesem und dem äußeren Rand liegt. Die Verbindung mit dem Zentrum drückt sich in dem zweiten Kreis durch einen Zustand des Friedens, der Ruhe, Einheit und Grenzenlosigkeit sowie durch ein Gefühl der Heimkehr und Freude aus. Wenn Sie diese Qualitäten wahrnehmen, wissen Sie, dass Sie sehr, sehr dicht an Ihrem Zentrum sind. Im Zentrum selbst gibt es keine Individualität, dort sind wir mit allen verbunden, und alles ist mit uns verbunden.

Nehmen Sie nur Ihr Zentrum wahr, so sind jegliche Unterschiede aufgehoben. Sie spüren keinen Unterschied mehr zu Ihrer Nachbarin oder zu einem Yogi, der am Ende einer dreijährigen Fastenzeit auf einer Bergspitze im Himalaja sitzt, oder zu einem Buddha, der vor Hunderten von Jahren damit beschäftigt war, den Menschen genau diese Wahrheit zugänglich zu machen.

Für Menschen, die sich mit Meditation befassen, wird diese Situation besonders zu Anfang oft als paradox empfunden, was aber zeigt, dass wir auf dem richtigen Weg sind.

ACHTUNG YOGI! *Wenn wir mit unserem Zentrum verbunden sind, können wir uns sicher sein, dass alles, was wir denken, fühlen und tun, nicht fremdgesteuert ist, sondern wirklich unser eigener, der Situation geschuldeter und ganz individueller Ausdruck ist. Zugleich ist es so, dass wenn wir uns von außen nach innen bewegen, Grenzen verschwinden: Grenzen zu anderen, Grenzen im Denken, Fühlen und Handeln. Dann stellen wir fest, dass es keine Trennung zwischen uns und den anderen gibt und sich unsere Persönlichkeit anscheinend auflöst.*

In einem *dritten* Kreis offenbaren sich aus dem Zentrum heraus unsere Stärken und Talente. Unsere Stärken bilden die Brücke zwischen unserer inneren Natur und den äußeren Gegebenheiten. Sie ermöglichen uns einerseits den Kontakt zu unserer Essenz, während wir uns andererseits durch sie im Leben ausdrücken.

In einem *vierten* Kreis wird unsere sensitive Seite sichtbar – das, was unsere Aktionen und Gedanken motiviert und ihnen zugrunde liegt. Dieser Kreis ermöglicht Leidenschaft, Freude und Verbundenheit mit anderen: Qualitäten, die umso klarer wahrgenommen werden, je mehr wir mit dem Zentrum verbunden sind. Wenn jedoch Gefühle nichts weiter als eine willkürliche Reaktion auf äußere Gegebenheiten darstellen, sind sie nicht mit Frieden, Grenzenlosigkeit, Kreativität oder Liebe verbunden.

ACHTUNG YOGI! *Die Verbindung mit dem Zentrum drückt sich durch einen Zustand des Friedens, der Ruhe, Einheit, Grenzenlosigkeit oder durch ein Gefühl der Heimkehr und Freude aus. Nehmen Sie diese Qualitäten wahr, so wissen Sie, dass Sie mit Ihrer Wahrnehmung dicht an Ihrem Zentrum sind.*

Diese Qualitäten verleihen unserem Handeln Bedeutung und schenken uns ein Gefühl von Erfüllung. Wenn wir uns mit dem Zentrum verbinden, merken wir, dass wir diese Qualitäten nicht erlernen müssen, sondern dass sie in uns vorhanden sind und zu uns gehören.

Nur in Verbindung mit Ihrem Zentrum können sich Ihre individuellen Stärken und Talente entwickeln.

Nur aus dem Zentrum heraus können die aktiven
und passiven Talente erkannt und gelebt werden.

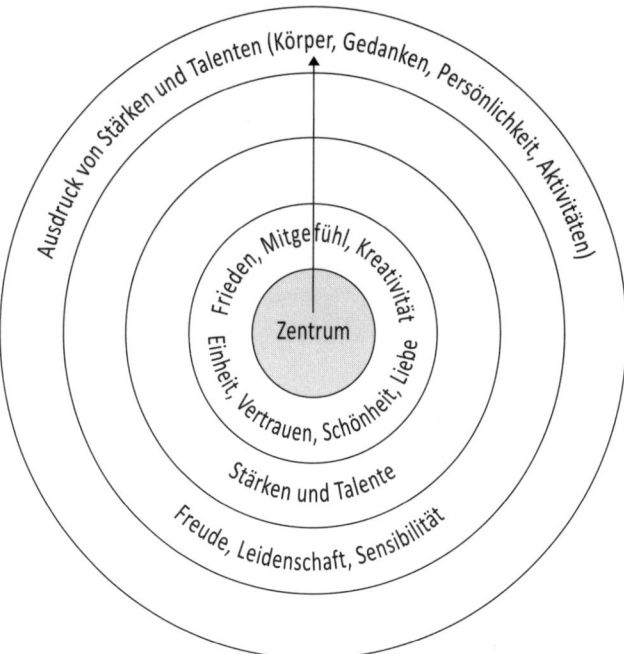

Achtsamkeit schafft die Verbindung von Innen nach Außen.
Leben Sie vorwiegend an der Oberfläche, macht Sie dies
weder zu einem besseren noch zu einem schlechteren
Menschen. Sie verpassen es lediglich, sich selbst etwas
genauer kennenzulernen.

Zwei, die man sich merken sollte:
Subjekt und Objekt

> Wir sind alle Zimmer … und solange man ein Zimmer ist,
> ist man gefangen. Aber es gibt einen Ausweg und der geht
> nicht durch eine Tür, denn es gibt keine Tür, die offen ist,
> man muss stattdessen die Öffnung wahrnehmen.
>
> (Peter Hoeg/Die Kinder der Elefantenhüter)

Nun möchten wir eine weitere Unterscheidung vorstellen, die erfahrungsgemäß hilfreich ist und eine gute Orientierung bietet, wenn Sie in Ihrer Yogapraxis und in Ihrem Leben mit Achtsamkeit und Meditation arbeiten wollen. Es geht um den Unterschied zwischen Subjekt und Objekt. Unter »Objekt« verstehen wir in diesem Buch alle äußerlich wahrnehmbaren Eindrücke und Erfahrungen. Es meint die Summe all dessen, was durch unsere Sinne sichtbar, hörbar oder fühlbar wird. Dazu gehören auch unsere Gedanken, Einsichten und Visionen. Objekte verändern sich permanent. Das Objekt kann nicht das Subjekt wahrnehmen. Wenn Sie in der Welt der Objekte leben, besitzen Sie keine Möglichkeit, eine eigene Vision zu entwickeln, auf die Sie sich zubewegen können.

ACHTUNG YOGI! *Im Gegensatz zum Objekt ist das Subjekt unveränderbar. Es ist die Instanz, die wahrnimmt. Sie stellt in der Welt weder einen Sinn noch einen Zweck dar. Sie hat keinen Nutzen und dient weder einer Person noch einer Idee. Das Subjekt ist immer schon am Ziel angelangt.*

Alles, was essenziell ist, ist das Subjekt. Liebe, Wahrheit und Kreativität haben ihren Ursprung im Subjekt und wirken aus unserem Inneren auf die Welt der Objekte ein. Praktisch bedeutet dies, dass wir dann liebevoll handeln können, wenn wir unseren eigenen Raum von innen heraus wahrnehmen und so nach außen hin das verwirklichen, was innen Realität ist.

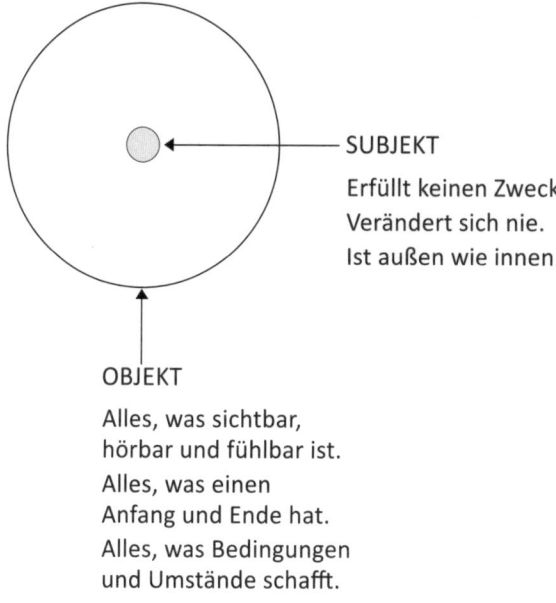

SUBJEKT

Erfüllt keinen Zweck.
Verändert sich nie.
Ist außen wie innen

OBJEKT

Alles, was sichtbar,
hörbar und fühlbar ist.
Alles, was einen
Anfang und Ende hat.
Alles, was Bedingungen
und Umstände schafft.
Alles, was nur außen ist.

Das Herz ist der Schlüssel zum Subjekt. Das Herz macht es möglich, dass wir mit unseren individuellen Qualitäten von innen auf das Außen, die objektive Welt, einwirken und sie gestalten.

ACHTUNG YOGI! *Das Leben entfaltet sich dann, wenn wir uns von gewohnheitsmäßigen Haltungsmustern und Gewohnheiten im Denken befreien.*

Je intensiver Sie eine in diesem Buch vorgestellte Technik oder Asana praktizieren, desto eher werden Sie ein Resultat erhalten.

Machen Sie sich jedoch keine Gedanken wegen des Ergebnisses. Halten Sie sich an die Techniken. Diese sind vorwiegend Tricks, die Sie beschäftigen sollen, damit sich an anderer Stelle ein Raum öffnen kann, in dem von allein Meditation entsteht und Energie sich voll entfalten kann.

ACHTUNG YOGI! *Der Verstand tendiert dazu, die komplexeren Herausforderungen zu wählen. Aber genau das macht auch das Scheitern wahrscheinlicher. Wählen Sie daher zu Anfang lieber diejenigen Übungen, Achtsamkeitsaufgaben, Asanas oder Meditationen aus, die Ihnen leicht fallen.*

ACHTUNG YOGI! *Beginnen Sie in kleinen Schritten. Das Leben besteht nicht aus den großen, herausragenden Taten, sondern aus vielen winzig kleinen, immer neuen Handlungen.*

Eine kleine Handlung hat die Macht, Ihr Leben zu beeinflussen oder gar vollkommen zu verändern.

Am leichtesten ist es, wenn Sie sich mit Ihrer vorher ausgewählten Übung oder Meditation auf nur ein Thema konzentrieren. Machen Sie es sich so einfach wie möglich. Suchen Sie sich in diesem Buch eine bestimmte Anregung aus und experimentieren Sie mit ihr für eine gewisse Zeit. Vielleicht wählen Sie eine Übung aus, die Sie für eine Herausforderung halten, deren Machbarkeit Sie aber nicht anzweifeln. Halten Sie einen Moment inne und denken Sie an Ihr Yoga-Ego: Wenn es die Wahl hätte, würde es sicher das schwierigste Ziel wählen. Denn das Ego will sich beweisen. Doch trauen Sie sich, diesmal nicht auf seinen Wunsch einzugehen.

Mit Sicherheit haben Sie schon mehr als einmal feststellen können, wie befreiend die Erfahrung von Raum für Sie war: Sie haben auf der Spitze eines Berges gestanden, hoch oben aus dem Fenster eines Hauses geblickt oder im Flugzeug die Welt unter sich betrachtet. Dabei geschieht es zwangsläufig, dass wir uns ohne wirkliches Zutun, größer, weiter, unabhängiger und klarer vorkommen als noch kurze Zeit zuvor.

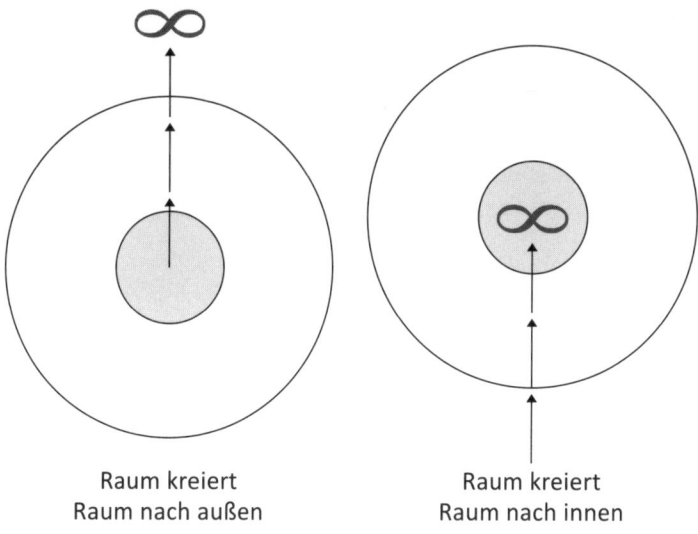

Raum kreiert   Raum kreiert
Raum nach außen   Raum nach innen

Plötzlich scheint es ein Kinderspiel zu sein, das, was wir fühlen, denken und sehen, klarer und vollständiger wahrzunehmen. Dieser Abstand zu den Dingen ist genau der Zustand, den wir als ständigen Begleiter in uns zu etablieren versuchen – ohne dass wir dafür den Himalaja besteigen, uns ins Kloster zurückziehen oder uns ein Arzt Medikamente verschreibt. Sobald Sie diesen Abstand etabliert haben, nennen wir den Zustand »Meditation«. Die wichtigste Voraussetzung für die Meditationserfahrung ist Achtsamkeit zu praktizieren. Es ist, als träten Sie aus einem mit Lärm erfüllten Gebäude durch eine Tür nach draußen. In diesem Moment stellen Sie erstaunt fest: Sie waren in dem Gebäude der Gleiche wie draußen. Aber plötzlich haben sich Ihre Gedanken, Ihre Gefühle, Ihre Sicht und Ihre akustische Wahrnehmung verändert.

In diesem Buch versuchen wir, ohne allzu weitreichende philosophische Ausführungen eine praktische und manchmal laborähnliche Situation zu schaffen, in der Sie selbst feststellen können, wer Sie unter Ihrer Oberfläche sind. An oberster Stelle steht die Frage: »Wer bin ich?« Mit ihrer Hilfe können Sie herausfinden, ob Yoga sein Versprechen erfüllt und mehr Leichtigkeit, Freude und Liebe in Ihnen etabliert – und das unabhängig davon, ob Ihr Körper superfit oder gesundheitlich eingeschränkt ist.

In diesem Buch geht es nicht nur darum, unseren eigenen Willen zu stärken, sondern wir wollen auch lernen, in erster Linie uns selbst mit Klarheit in unserer Beziehung zu anderen Menschen und zur Umwelt wahrzunehmen. Der Blick wird geschärft, und gleichzeitig werden wir sensibilisiert. Die ersten Schritte bestehen darin, unsere Sinne zu öffnen und diese auch während der Praxis offen zu halten.

ACHTUNG YOGI! *Jede Sekunde, die wir in unserer Praxis in Achtsamkeit oder Meditation verbringen, hat eine Bedeutung, die jeglichen Rahmen sprengt. In dem Moment, in dem wir erfahren, dass wir die Quelle all unseres Erlebens sind, halten wir den Schatz in unseren Händen.*

Yeah, Heaven is the whole of our hearts
And Heaven don't tear you apart
Yeah,

(Psychedelic Furs)

Die Bedeutung des Herzens

Der Weg, Raum zu erfahren, führt über das Herz. Damit ist nicht das physische Herz gemeint, sondern diese Raumwahrnehmung hat ihren Platz in der Mitte der Brust.

Ganz praktisch: Wenn Sie sich im Yoga nur ein wenig strecken, kommen Sie größer aus Ihrer Praxis zurück, als Sie hineingegangen sind. Der Raum in Ihrem Herzen hat sich geweitet. Sie können nun sicher sein, dass die Kapazität Ihrer Sinne, Informationen von außen aufzunehmen, gestiegen ist. In Ihrer Yogapraxis werden Sie allmählich mit diesem Raum vertraut.

ACHTUNG YOGI! *Sie sind der Raum. Dieser Raum ist von Klarheit und lebendigem Mitgefühl erfüllt. Für Sie gibt es keine Trennung von innen und außen. Immer dann, wenn Ihnen dies zu Bewusstsein kommt, entsteht spontan höchste Freude. Das ist, was Sie wirklich sind.*

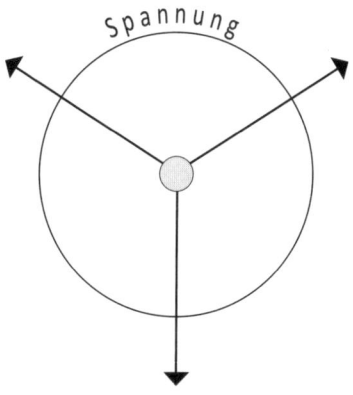

Freude entsteht,
wenn Grenzen
überschritten werden!

Pure Freude und innige Verbindung

«Da war doch etwas, das mir so richtig Spaß gemacht hat.»
Pure Freude bedeutet innige Verbindung zu uns selbst. Aktion
und Meditation widersprechen sich nicht. Im Gegenteil: Aktion
kann zu Meditation führen und Meditation zu Aktion. Der Weg,
der beides verbindet, nennt sich Achtsamkeit, es ist ein kraftvoller Weg, der zusätzliche Energie liefert.

Das Werkzeug, das uns dafür in diesem Moment zur Verfügung steht, ist der Körper. Womit auch immer wir den Körper
konfrontieren oder in Verbindung bringen – alles hat auf ihn
einen Einfluss. Der Körper wiederum wirkt auf den Verstand,
und dieser hat seinerseits einen Effekt auf den Körper. Es gibt
keine wirkliche Trennung. Was mit dem Verstand passiert,
passiert auch mit dem Körper – und umgekehrt.

Yogaschüler nehmen intuitiv wahr, dass bei körperlicher Herausforderung der Verstand wie eine große Energiebremse wirken kann. In unserem westlichen Verständnis von Yoga, das mit
dem Beherrschen komplexer Körperhaltungen verbunden ist,
ist die Gefahr der Frustration sehr hoch. An dieser Stelle die
gute Nachricht: Rackern, Schwitzen und Stöhnen lohnt sich im
Yoga nicht. Hören Sie auf, Ziele zu erfinden, die Sie unter Stress
setzen! Ihr Körper muss nicht zu seinem Glück gezwungen
werden. Jeder Körper will sich lebendig fühlen, das Gehirn will
Neues lernen, und das Herz schlägt vor Freude höher, wenn es
den Körper mit Blut und Sauerstoff versorgen kann.

Und dann wäre da noch die Seele, doch die weiß ohnehin
schon alles. Für sie müssen wir nichts tun, außer ihr vielleicht
ein wenig Platz zu geben, damit sie zum Vorschein kommen
kann. Hier kommt wieder die Achtsamkeit ins Spiel. Genießen
Sie Yoga. Achtsamkeit ist genau die Medizin, die ich empfehle,

wenn Sie das Gefühl haben, dass in Ihrem Leben oder in Ihrer Yogapraxis etwas nicht so ganz stimmt.

ACHTUNG YOGI! *Achtsamkeit benötigt kein ernstes Umfeld. Im Gegenteil. Die Praxis der Achtsamkeit wird Ihnen niemals so leicht fallen wie in Momenten, in denen jemand Sie aus der Fassung oder zum Lachen gebracht hat. Sammeln Sie diese Momente, in denen in Ihnen das Gefühl entsteht, größer zu sein als noch im Augenblick zuvor.*

Auf den Punkt gebracht

1. Achtsamkeit bedeutet nicht, sich geschmeidig und unfallfrei durch einen überfüllten Bus zu bewegen. Achtsamkeit betrifft ausschließlich das innere Erleben.
   Um Achtsamkeit zu kultivieren, hilft es, die Subjektivität zu stärken und – richtig! – den Blick auf uns selbst zu richten. Denn entgegen der allgemeinen Annahme, Achtsamkeit diene vor allem dazu, dass wir uns anderen gegenüber bedachtsam verhalten, fehlt oftmals die wichtigste Voraussetzung: die tiefe Verbindung mit uns selbst. Erst sie öffnet den Raum, in dem wir das Außen wahrnehmen und der andere Platz findet.

2. Achtsamkeit macht Spaß!
   Auch ein zweites geläufiges Bild trügt. Es ist die Vorstellung von einem Ich, das sich, in tiefe Meditation versunken, von der Welt abgekoppelt hat. Doch nirgendwo und zu keiner Zeit sind wir so präsent wie in der Meditation. In diesem Zustand erübrigt sich das bewusste Kultivieren von Achtsamkeit. Meditation *ist* Achtsamkeit pur.

Yoga als Praxis
DER BEWEGTEN ACHTSAMKEIT

DO IT: *Zählen Sie* Ihre Atemzüge.
   Zählen Sie Ihre Atemzüge bis 20.
   Und anschließend fragen Sie sich:
   Wer war da beim Zählen, beim Fühlen?
   Wer hat nachgedacht, geplant?

Die Gedanken sind immer in der Zukunft oder in der Vergangenheit.

Yogis fanden vor Tausenden von Jahren Wege, den eigenen Verstand so zu fokussieren, dass sie – unabhängig von den äußeren Umständen oder davon, welche inneren Sorgen sie quälten – ruhig und gelassen handeln konnten.

Im heutigen System des Yoga nutzen wir sorgfältig die Kenntnisse der Anatomie, um den Atem zu bewegen und dadurch eine beruhigende und klärende Wirkung auf unseren Verstand zu erzielen. Richtig angewendet können Atem, Bewegung und Bewusstheit den Körper und den Verstand in einen natürlichen, entspannten Zustand versetzen. Das wichtigste Handwerkszeug ist dabei der Atem. Die positive Wirkung einer bewusst verlängerten Aus- und Einatmung auf den Körper und auf die Gedanken ist unmittelbar spürbar. Der Körper kann entspannen, das Denken verlangsamt und wird klarer.

DO IT: Verlangsamen Sie Ihre Gedanken
   Um achtsam zu sein, ist es also nicht notwendig, den Kopf frei von jeglichen Gedanken zu halten. Tiefer, gleichmäßiger Atem hilft uns, den inneren Dialog zu verlangsamen. Das genügt, um jenen Raum entstehen zu lassen, in dem wir wachsen können:

Raum für klare Gedanken und für eine bewusste Interaktion mit unserer Umwelt.

ACHTUNG YOGI! *Wir verstehen, dass die Vergangenheit nicht länger bestimmend ist, und die Gegenwart die Gelegenheit zu Wachstum und Heilung bietet. Wir ändern nicht, was bereits geschehen ist, aber wir haben Einfluss darauf, wie und ob es in uns weiterlebt. Wir gehen über unsere limitierenden Glaubenssätze hinaus und durchbrechen die Mauer der Selbstvorwürfe, die uns davon abhält, frei und selbstbestimmt zu leben.*

Die yogischen Übungen befreien uns aus der Umklammerung der Rastlosigkeit, der Erschöpfung oder der Übererregung. Dadurch werden wir offener, präsenter und aufmerksamer für das, was wirklich ist, was in diesem Moment passiert. Wir befreien uns von Reaktionsmustern, die von der Vergangenheit bestimmt sind. Wir lernen, achtsam und bewusst zu handeln.

Die Wirksamkeit der Praxis bemisst sich allein daran, wie wir uns nach der Praxis fühlen: ob wir mit uns und der Umwelt mehr im Reinen sind. Das Ziel ist nicht die Meisterung einer körperlichen Haltung, sondern vielmehr das Gefühl, das durch diese erzeugt wird.

The Power of Now

Berthold Henseler kam über den Sport zum Yoga, und seine Inspiration zum Laufen war ein Buch – das beste Buch, das jemals über das Laufen geschrieben wurde: »Es stammte von einem Hippie, der sich hatte fotografieren lassen, als er am Meer und über ein paar Hügel joggte. Als mir das Buch in einem Laden in die Hände fiel, war ich an Fotografie interessiert, nicht am Laufsport. Sein Text bestand aus nur wenigen Schnipseln. Aber eines kam sofort rüber: Hier lief jemand, der das nicht tat, weil es jemand sagte, sondern weil es ihm unendliche Freude bereitete. Die einzige Belohnung ist immer nur *jetzt* – das war es, was er versprach. Das Buch enthielt auch einige Zeilen darüber, wie man sich besser auf das Laufen fokussiert. Eine wichtige Rolle spielte dabei die bewusste Lenkung des Atems.

Ich liebte Musik und verbrachte in jener Zeit die Nächte gewöhnlich mit Freunden in angesagten Lokalen, und unseren Durst löschten wir nicht nur mit Fitnessdrinks. Eines Morgens, es muss gegen vier Uhr gewesen sein, erzählte mir ein Freund, dass er noch ein wenig schlafen wolle, bevor er am Morgen an einem Marathon teilnahm. Ich berichtete ihm von dem Buch und war plötzlich von der Idee begeistert, ebenfalls am Lauf teilzunehmen. Mein Freund riet mir sofort ab. So ein Marathon sei zu hart für einen Anfänger. Ich antwortete: ›Ich habe die letzten drei Stunden durchgetanzt. Das ist doch die Zeit, die du für deinen Lauf benötigst.‹ Ungläubig prophezeite er mir, den Marathon niemals zu überstehen. Um zehn Uhr stand ich frisch geduscht am Start.

Ich lief und lief und hatte einen Riesenspaß. Trotzdem kam irgendwann der Zeitpunkt, an dem ich nicht mehr konnte. Ich hatte meine Kraft aufgebraucht und dachte, dass ich einzig und allein noch in der Lage wäre, mich auf die Straße fallen zu lassen und meinen Freund zu bitten, mir meinen Hochmut zu verzeihen. Doch dann erinnerte ich mich an meinen eigenen Satz, den ich ihm in der Nacht entgegengehalten hatte: ›Wenn ich drei Stunden tanzen kann, kann ich auch drei Stunden laufen.‹ Dieser Satz ließ mich nicht mehr los. Ich stolperte weiter vorwärts, aber etwas hatte sich bei mir verändert. Schon wenig später flogen meine Knie immer höher, und die Musik meines

Atems gab mir den Schwung, der mich nach vorne trug. Ich hatte das Gefühl, eher in den Himmel zu laufen als über eine Straße. Ich kam vor meinem Freund ins Ziel und hatte tatsächlich mindestens soviel Spaß wie beim Tanzen gehabt.

Von diesem Zeitpunkt an war mein Interesse an Sport auf eine ganz besondere Art geweckt. Ich begann mich für Sportarten und Methoden zu interessieren, die zu einer überraschenden, brillanten Performance führen. Ich lernte Yoga und Meditation kennen, ich praktizierte asiatische Kampfsportarten und stellte schnell fest, dass es eine Reihe von Techniken gab, die das Leben im wahrsten Sinne des Wortes leichter machen und uns ungeheure Energien zur Verfügung stellen. Alle hatten eines gemeinsam: Eine zuvor als anstrengend wahrgenommene Aktivität wurde zum Vergnügen, ja, zum perfekten Moment.«

… and this will go on and on

(Will Jennings)

»Irgendwann entdeckte ich etwas, das mein Verhältnis zum Sport ein zweites Mal vollkommen veränderte. Wenn ich beim Laufen eine Zeitlang über meine gewöhnliche Grenze hinausgegangen war und mich plötzlich hinsetzte, bemerkte ich eine Art Atemstillstand: Mein Atem war subjektiv nicht spürbar, stattdessen nahm ich einen Stillstand meiner Gedanken wahr, dazu ein inneres Pulsieren im Körper, von dem ich nicht ausmachen konnte, woher es kam. Dieser Zustand konnte zwei Minuten oder gar eine Viertelstunde anhalten. Danach fühlte ich mich unglaublich erfrischt. Ich erzählte meinem Freund davon. Er schimpfte und sagte, dass ein Sportler langsam auslaufen müsse. Damit hatte er sicherlich Recht, aber irgendwann fand auch er immer mehr Gefallen daran, eine außergewöhnliche körperliche Anstrengung mit einem plötzlichen Stopp zu beenden.«

No Pain, No Gain?

Viele von uns verbinden Erfolg mit großer Leidensfähigkeit. Doch wozu leiden, wenn es auch mit Freude geht? Es ist ein außerordentlich weit verbreiteter Irrtum, dass ohne eisernen Willen keine guten Resultate zu erzielen sind. Stets gilt es, einen sogenannten »inneren Schweinehund« zu überwinden. Besonders im Yoga ist es jedoch klüger, sich wohlzufühlen, statt zu leiden.

Niemand muss sich seinen Körper gefügig machen. Für den Körper ist es ganz natürlich, Bewegung als Freude zu empfinden. Über Grenzen hinauszugehen, liegt in der Natur des Herzens. Irgendwann hat jedes Wesen Lust, sich zu bewegen, sogar »bequeme« Menschen oder zweizehige Faultiere nach einem ausgiebigen Mittagessen.

1998 verunglückte in Indien ein Überlandbus. Während er eine Böschung 30 Meter in die Tiefe fiel, überschlug sich der Bus mehrmals. Viele der Reisenden waren sofort tot. Eine australische Sportlerin überlebte. Sie wurde Stunden später mit zwei gebrochenen Oberschenkeln und angebrochenen Rückenwirbeln mehr tot als lebendig in einer Schlucht gefunden. Wochenlang lag sie im Krankenhaus. Knochen, ja sogar Wirbel waren gebrochen und Organe gequetscht oder gerissen. Sie hatte unglaubliche Schmerzen, doch sie war dankbar, dass ihr Körper ihr weiterhin ein Zuhause bot. Sie fragte ihren Körper, wie sie ihn dabei unterstützen könne, dass er sich wohlfühlte, und hörte aufmerksam auf seinen Rat. Damals glaubte keiner der behandelnden Ärzte, dass sie jemals wieder sportlich aktiv sein könnte. Heute besitzt sie eine schier unerschöpfliche Energie, sie lehrt Tanz und hilft Fitnesslehrern in Aus- und Weiterbildungen, ein inniges Verhältnis zu ihrem Körper aufzubauen.

Überall auf der Welt geben Trainer in Sportstudios und Vereinen ausgeklügelte Anleitungen, wie die körperliche Performance verbessert werden könne. Seltsam ist dabei, dass sich nur wenige für das interessieren, was Athleten überhaupt bewegt und woraus sie in letzter Konsequenz ihre Kraft schöpfen. Es ist Energie!

Alles ist Energie

In diesem Buch lernen Yogis, mit ihrer Energie zu spielen und sie intelligent in Aktion umzusetzen.

In solchen Momenten tritt die Persönlichkeit in den Hintergrund, und der Yogi nimmt sich und seine Umwelt verändert war. Er wird eins mit der Bewegung, sein innerer Dialog verliert seine Haftung, und gleichzeitig kann er sich aus einer Distanz betrachten. Ein Gefühl von Harmonie greift immer mehr Raum: Gefühl, Seele, Verstand, Körper – alles ist eins. So gelangen viele Yogis ganz natürlich immer wieder in einen Zustand der Meditation.

Yoga macht es uns leicht, dass wir uns der eigenen Energie bewusst werden.

In einer auf das Außen bezogenen Welt werden nicht die Schönheit, die Freude oder das Erleben des Augenblicks gefeiert, sondern ausschließlich das Ergebnis. Doch nur wenn die Energie des Körpers und des Verstandes in der Aktion konzentriert zusammenspielen, steht uns wirklich Energie zur Verfügung. Es klingt so einfach, ist aber essenziell: Auch hier ist Spaß die allererste Voraussetzung und das wichtigste Werkzeug für Yoga.

ACHTUNG YOGI! *Meditation ist die höchste Form von Energie.*

Will ein Yogi die Energie seines Körpers, seiner Gefühle und seines Verstandes bündeln oder vergrößern, so geschieht dies durch achtsames Erleben.

Energie ist immer frisch, Energie möchte spielen, Energie ist niemals ernst. Energie findet immer die richtige Lösung und den besten Weg. Sich seiner Energie bewusst zu sein, ist nicht anstrengend, sondern, im Gegenteil, leicht und erfrischend.

Energie durch Entspannung

> Relax, Don't Do It.
> (Frankie goes to Hollywood)

Nur ein entspannter Körper kann Energie aufnehmen.

ACHTUNG YOGI! *Ein verspannter Körper besitzt eine verkleinerte Oberfläche, auf die Energie einwirken kann. Je mehr Fläche existiert, desto leichter kann der Körper Energie fassen, desto mehr Energie durchdringt den Körper.*

Sobald ein Yogi Zugang zu seinem Inneren findet, wird Aktion zu Meditation. Viele Menschen fragen sich, warum sie sich trotz ihrer Yogapraxis oft erschöpft fühlen und warum ihnen manche Asanas einfach nicht gelingen wollen, obwohl sie ahnen, dass sie fähig sind, tiefer in die jeweilige Position zu gehen. Ein wichtiger Grund, der uns hindert, bei Herausforderungen angemessen zu handeln, ist mechanisches Denken, Bewegen und Fühlen. Das heißt: Unser Denken, Handeln und Fühlen ist nur sehr selten eine Reaktion auf die reale Welt oder auf die gegenwärtigen Umstände, sondern stellt in der Regel eine Reaktion auf vorausgegangene Ereignisse dar. Diese erwarte ich jetzt in der gleichen Art und Weise, wie sie mir zuvor begegnet waren.

Was ist das Problem mit den Spannungen?

Ein verspannter Körper

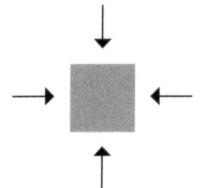

bietet nur eine beschränkte Fläche,
auf die Yoga einwirken kann.

Ein entspannter Körper

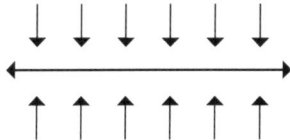

bietet eine große Fläche,
auf die Yoga einwirken kann.

Spannungen im Denken und auch im Körper sind das Resultat von Erziehung, dem Willen, Vorurteilen, Verletzungen, Enttäuschungen, Missbrauch, Verlust. Spannungen sind eine natürliche Reaktion des Körpers, um Schmerzen zu vermeiden. Yoga hilft uns, mit dem Mittel der Achtsamkeit den Körper wahrzunehmen. Dabei werden Sie selbstverständlich auf Ihre Spannungen sowie auf die damit verbunden Erinnerungen treffen, die Sie oft über Jahre hinweg zu einem festen Bestandteil Ihres Lebens gemacht haben. Das Auftauchen dieser Erinnerungen ist ein gutes Zeichen und zeigt, dass Sie auf dem Weg sind, den Einfluss der Vergangenheit zu reduzieren. Das ist nicht mit einer Yogastunde oder einem Wochenendworkshop getan, sondern ist eine Aufgabe, mit der wir immer wieder, in jedem Moment unseres Lebens, konfrontiert werden können. Und manchmal kann auch eine Therapie oder ein Film, der in uns brüllendes Gelächter auslöst, unserem Projekt der Entspannung genau den richtigen Kick geben.

Strawberry Fields Forever

Stellen Sie sich vor, in Ihrem kleinen, recht überschaubaren Leben finden Sie an einem wunderbaren Frühlingstag die süßeste, die hübscheste, die bezauberndste aller Erdbeeren. Ihnen läuft das Wasser im Mund zusammen, Sie stecken sich die süße Frucht in den Mund – und sie ist schlecht. Das wäre wohl das einzige Mal in Ihrem Leben, dass Sie eine Knoblauchsalami bevorzugt hätten.

Sie haben einen Verstand, der es, wenn es ihm gut geht, schafft, zu 51 Prozent richtige Entscheidungen zu treffen. Er macht in diesem Fall das, was er kann und was er für das Beste für Sie hält.

Er warnt Sie nun mit allen ihm zur Verfügung stehenden Mitteln, sich nicht noch einmal von so einem roten Ding verführen zu lassen. Und damit Ihnen das auch wirklich klar wird, schreckt er auch vor Übertreibungen nicht zurück: Erdbeeren lassen die Muskelmasse schrumpfen und verhindern eine stabile partnerschaftliche Beziehung.

Blicken Sie nun in einer Eisdiele auf ein fantastisches, mit Erdbeeren dekoriertes Eis, wird Ihnen schlecht. Schwärmt eine

Freundin von Erdbeeren, halten Sie diese für unsensibel, und ein schickes Top mit Erdbeermuster geht schon gar nicht.

Eine solche »Erdbeere« gibt es mit großer Wahrscheinlichkeit im Leben der meisten Menschen, und sie schlagen sich jeden Tag aufs Neue mit den Folgen dieser unschuldigen Frucht herum.

So kommentieren viel zu viele unterschiedliche Erfahrungen und Glaubensmuster ununterbrochen unser Erleben, was uns den größten Teil unserer Energie kostet. Diese Art der Konversation verhindert, dass wir hundertprozentig im Yoga sind.

Das Wunderbare im Yoga ist, dass wir die Möglichkeit haben, uns ganz auf eine Sache einzulassen – vielleicht sogar stärker, als uns das bei unserer Arbeit oder in unseren Beziehungen gelingt. Tausendfach bietet uns die Yogapraxis immer wieder neu die Chance, uns hundertprozentig auf Aktion einzulassen.

Dennoch reicht Wissen allein nicht aus, um mit Energie in Kontakt zu kommen. Energie ist bei den meisten Menschen fast immer in Gedanken gebunden. Sie befindet sich im Kopf in einer Endlosschleife, ohne sich jemals wirklich im Körper ausbreiten zu können. Das ist gemeint, wenn in diesem Buch vom »im Kopf Sein« die Rede ist.

Ist ein Yogi »im Kopf«, also in Gedankenprozessen gefangen, dann kann er keinen Kontakt zum Rest seines Körpers aufnehmen. Er ist von der Energie abgeschnitten; es ist gänzlich unmöglich, von außen frische Energie aufzunehmen.

Yoga hat die Aufgabe, den Yogi zum Teil eines wilden Flusses werden zu lassen und nicht zum Partikel eines stehenden Gewässers.

Der Kopf hindert den Yogi daran, Freude in der Aktion zu finden. Es ist nicht möglich, sich vollkommen auf Yoga einzulassen und gleichzeitig einen inneren Monolog zu führen. Wenn ein Mensch mit dem Geschehen in seinem Kopf beschäftigt ist, nimmt er nicht wahr, was real um ihn herum geschieht.

ACHTUNG YOGI! *Der Verstand ist niemals am Hier und Jetzt interessiert. Er beschäftigt sich lediglich virtuell mit der Welt. Der Verstand ist ein sich selbst organisierendes Speichermedium, das damit beschäftigt ist, Informationen zu sortieren und sein System vor einem eventuellen Overload oder vor Kontrollverlust zu schützen. Er ist ein Mechanismus, der von einem ununterbrochenen Check-up mit der Vergangenheit lebt. Alles, was passiert, versucht er im System seiner Erfahrungen zu integrieren.*

Hinsichtlich der Gedanken gilt es, zwei Arten zu unterscheiden: *Fließende Gedanken* kommen und gehen; jeder Gedanke beansprucht die gleiche Aufmerksamkeit. Diese Gedanken sind kein Problem, sie behindern den Yogi nicht in seiner Praxis. *Fesselnde Gedanken* hingegen rauben Energie. Sie fordern Aufmerksamkeit, sie wollen wachsen und schieben sich wie ein Film vor die Augen des Yogis. Diese Gedanken sind wahre Energie-Killer.

Attention, Please!

Jede Aktivität, die unbewusst geschieht, verbraucht Energie. Jede Aktivität, die bewusst ausgeführt wird, verbessert den Zugang zur Energie.

ACHTUNG YOGI! *Der Kosmos ist ein Energiereservoir, das sich fortwährend selbst mit neuer Energie versorgt. Es gibt eine Schnittstelle zwischen dem Kosmos und dem Yogi. Diese Schnittstelle ist der Moment. Je öfter, je intensiver wir diese Schnittstelle nutzen, desto stabiler wird sie. Energie hat nichts mit der Persönlichkeit eines Menschen zu tun, sondern sie steht jedem Menschen uneingeschränkt zur Verfügung.*

Das Einzige, was zählt, ist Aufmerksamkeit. Wo immer Aufmerksamkeit ist, besteht ein direkter Zugang zur Energie. Das »Hier und Jetzt« ist die Quelle von Energie. Es ist die persönliche Tankstelle eines Yogis.

Was Yoga sein kann?

Einerseits ist Yoga die Praxis an sich, andererseits ist damit der Moment gemeint, in dem der Yogi alle Energien zur Verfügung hat. Der Yogi handelt nicht aus einer Idee heraus. Seine Handlung ist vielmehr eine Antwort auf das, was jetzt ist. Yoga ist Meditation, der Zustand, von dem ein Großteil der Menschheit glaubt, er könne nur im Lotussitz geschehen. Diese Annahme schränkt den Begriff jedoch extrem ein. Meditation ist überall möglich, und Achtsamkeit ist der Weg dahin.

Für den Yogi sind weder Entsagung noch die Siegertreppe das Ziel, sondern das Leben. Ganz oben auf der Prioritätenliste steht die Frage: »Wer bin ich?«

Diese Frage lässt sich am Frühstückstisch genauso erforschen wie im Geschäft oder auf der Yogamatte.

ACHTUNG YOGI! *Für den Yogi stellt die Welt ein energetisches Phänomen dar. Die wirkliche Nahrung ist jeder Moment, der bewusst erlebt wird. Für den Yogi ist die Praxis ein Experimentierfeld. Seine Arbeit ist es, Energie für Bewusstheit zu mobilisieren und Momente der Aufmerksamkeit zu schaffen.*

Durch Yoga werden die Sinneswahrnehmungen genauer, der Körper flexibler und die Emotionen fließender. Der Yogi lernt zu unterscheiden, welche Emotionen ihm Kraft spenden und welche ihm Kraft nehmen. Er kann sich für die Emotionen entscheiden, die ihn in einer Aktion unterstützen. Im Yoga erleben wir wahrscheinlich – und das ist der beste Grund für unsere Praxis – einen Zustand, der größer ist als wir selbst.

ACHTUNG YOGI! *Überfordern Sie sich nicht und versuchen Sie nicht, Ihr ganzes Leben umzukrempeln. Wenn es passieren soll, geschieht es nicht, weil Sie es wollen, sondern weil Sie und Ihr Körper feststellen, dass es sich weniger verdreht einfach besser leben lässt.*

Yoga, Achtsamkeit und Zertifikate

> Wenn wir einen Menschen glücklicher und heiterer
> machen können, so sollten wir es in jedem Fall tun,
> mag er uns darum bitten oder nicht.
>
> (Hermann Hesse, Das Glasperlenspiel)

Für Achtsamkeit gibt es weder Sternchen noch Zertifikate. Die Praxis der Achtsamkeit garantiert Ihnen weder Erfolg in Ihrem Beruf noch eine stabilere Beziehung. Liebe, Wahrheit, Achtsamkeit und Meditation haben nichts mit den äußeren Umständen zu tun. Umgekehrt ausgedrückt: Wenn Sie liebevoll zu Ihrer Umgebung sind, wenn Sie sich achtsam in Ihrem Beruf verhalten, so heißt das nicht unbedingt, dass Ihre Firma erfolgreicher sein muss oder Sie gegen jeden Grippevirus immun sind.

Aber Achtsamkeit hat eine sich selbst verstärkende Tendenz: Wenn Sie liebevoller und achtsamer sind, wird Ihnen dies Ihre Umgebung widerspiegeln, und Sie haben beste Chancen, auch in künftigen Momenten liebevoll und achtsam zu sein.

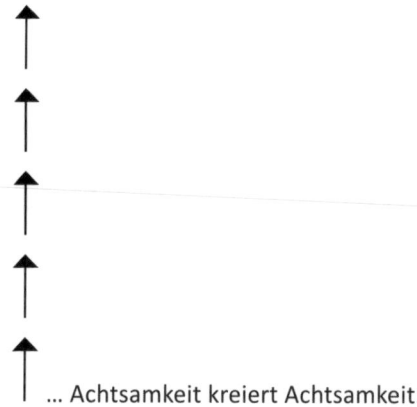

... Achtsamkeit kreiert Achtsamkeit.

Im Yoga sind Zertifikate Krücken. Oftmals dienen sie als Lock-mittel, um Kurse voll zu bekommen. Das einzig Gute, das wir an Zertifikaten sehen, ist der Erwerb von anatomischen Kennt-nissen, um Verletzungen zu vermeiden. Das Vergeben eines Zertifikats sagt nichts über das Bewusstsein, über Liebe, über Meditation und über die Achtsamkeit eines Yogalehrers aus.

Eine Yogastunde ist eine Yogastunde, ist ein Yogastunde ...

Dennoch gibt es Kriterien, an denen Sie sich orientieren kön-nen. Sie müssen Ihren Yogalehrer nicht persönlich mögen, um eine Stunde bei ihm genießen zu können. Geben Sie ihm daher Zeit und entscheiden Sie erst nach einer oder sogar mehreren Stunden, ob seine Art von Unterricht für Sie passt oder nicht.

Wichtig ist nicht der Lehrer, sondern dass Sie sich nach der Stunde gestärkt fühlen, Sie besser bei sich sind, geduldiger re-agieren, mehr Raum für andere und für sich selbst haben, Sie emotional ausgeglichener sind und sich Ihr Körpergefühl ver-bessert hat. All das wird sich kaum oder nur schwer entwickeln können, wenn der Yogalehrer aus einer Yogastunde einen Werbe-spot für seine Methode, sein Institut oder seinen Retreat macht. In einer Yogastunde sind wir besonders empfänglich für unsere eigene Gier und verpassen vielleicht so die echten Momente von Liebe, Achtsamkeit und Meditation – Geschenke, die für uns allein durch das Verweilen in einer Asana bereitstehen.

Energie

Energiefresser

Energiefresser oder «Schwarze Löcher» entstehen, wenn ein Yogi sich Gedanken macht, wie er einem Arbeitskollegen eine Niederlage heimzahlen kann, wenn er überlegt, ob er am Abend schick essen gehen soll, oder glaubt, das Leben ändere sich, wenn er als Erster auf dem Berg ist. Wenn Menschen etwas wollen, was nicht ist, beginnt der Verstand zu träumen. Energetisch gesehen entstehen dabei Löcher im Energiesystem. Durch diese Löcher verlieren wir gerade im Yoga kostbare Energie.

Urteilslöcher

Urteile sind immer mit starken Emotionen verbunden. Beim Urteilen bewegt sich Energie nach außen, wo sie verpufft, statt nach innen, wo sie für die Yogapraxis oder, ultimativ, für das Leben insgesamt verwendet werden kann. Wenn Sie sich jedoch weniger mit dem Entwickeln von Urteilen beschäftigen, werden Sie sofort feststellen, dass Stimmungsschwankungen abnehmen.

ACHTUNG YOGI! *Wenn Sie urteilen, sind Sie nicht im Hier und Jetzt.*

DO IT: *Wann immer* Sie merken, dass Sie sich in Gedanken selbst verurteilen, nutzen Sie dies als Anstoß, ins Hier und Jetzt zurückzukehren.
Nehmen Sie einen tiefen Atemzug und sagen Sie 2-mal leise: »Urteil, Urteil«; konzentrieren Sie sich anschließend auf Ihre

sinnliche Wahrnehmung. Fragen Sie sich: Was höre ich jetzt, was sehe ich hier? Dabei kann es nicht darum gehen, diese Fragen ein für alle Mal zu beantworten. Vielmehr bieten diese Fragen Ihnen immer wieder aufs Neue die Möglichkeit, ins Hier und Jetzt zurückzukehren, solange Sie das Gefühl haben, dass der Automatismus des Verurteilens Ihre Gedanken, Gefühle und Ihr Handeln bestimmt.

Wut und Aggression

Wut und Aggression haben auch vor einer Yogapraxis keinen Respekt. Und wenn wir diese Emotionen als Störenfriede behandeln, sind selbst der schönste Platz und der beste Lehrer ihren Auswirkungen gegenüber machtlos.

DO IT: Gib ihr einen Namen
Das nächste Mal, wenn Wut oder Aggressionen auftauchen, geben Sie Ihren Gefühlen wie Kindern zu verstehen, dass Sie sie wahrnehmen. Legen Sie, falls möglich, sogar eine Hand auf Ihr Herz, atmen Sie dort hinein und flüstern oder denken Sie, so lange sie da sind und sich bemerkbar machen wollen: »Wut! Wut!« oder »Hass! Hass!« ... Sie werden sehen, dass diese Gefühle ihre scheinbar unkontrollierbare Macht verlieren.

Perfektionslöcher

»Misserfolge oder Fehler dürfen nicht sein.« Mit solchen Gedanken verliert Ihre Praxis an Leichtigkeit und Freude, und im gleichen Maße stagniert der Energiefluss.

Hier-und-Jetzt-Räuber

Es gibt Formulierungen, vor denen Sie gewarnt sein sollten! Achten Sie darauf, wann und wo Sie diese Worte benutzen. Am besten streichen Sie sie ganz aus Ihrem Vokabular:

Ja, aber: *»Ich habe mein Ziel erreicht, aber ich bin trotzdem unzufrieden, weil ich noch nicht so gut bin wie ein anderer Yogi.«*
Diese Worte bringen Sie aus dem Hier und Jetzt. »Fortschritt« im Yoga bedeutet, dass die Abstände, in denen wir außerhalb dieses Moments agieren, immer kürzer werden. Allmählich lernen wir den Weg kennen, der uns in diese Grenzenlosigkeit hinein- und auch wieder aus ihr herausführt.

Wieder: *»Ich kenne mich, ich mache immer wieder die gleichen Fehler.«*
Ungünstig, denn in dieser negativen Aussage unterstützt dieses Wort jenen Teil des Verstands, der es gewohnt ist, zu verlieren.

Immer: *»Es hat keinen Zweck. Es passiert immer das Gleiche.«*
Ungünstig, denn »immer« hat auf der vertikalen Ebene, im Hier und Jetzt, nichts zu suchen. Es beschreibt einen sich stets wiederholenden Zustand und lässt keinen Raum für Erneuerung.

Nicht oder Nie: *»Das ist nicht richtig. Wenn du so weiter machst, wird du die Asana nie beherrschen.«*
Ungünstig, weil dieses Wort Energie blockiert. Es fixiert das Denken auf das Versagen und schneidet uns von Energie ab.

Holen Sie sich Ihre Energie zurück! Sprechen und denken Sie, als ob es nur das Hier und Jetzt gäbe. Wenn nicht in Ihrem ganzen Leben, so doch in einigen Momenten, die die Yogastunde bereithält.

One Moment In Time:
Energie durch Verstehen

Der Kopfmensch liebt Strategien. Er ist bereit, zum Äußersten zu gehen, aber es fällt ihm ungemein schwer, einfach aus Freude zu handeln, etwas spontan zu tun. Der Kopfmensch arbeitet kontraproduktiv, so als würde er an einem Strick in entgegengesetzte Richtungen zerren: Er kommt nirgends an.

ACHTUNG YOGI! *Yoga ist ein Fest. Yoga ist das Feiern des Moments. Wenn Sie zulassen, dass Ihre Gedanken von etwas gefesselt werden, das nichts mit dem Moment zu tun hat, verhindern Sie dieses Fest. Achtsamkeit gewinnt an Stärke, sobald Sie diese auch feiern. Sie dürfen sich ruhig dafür loben, achtsam gewesen zu sein, auch wenn es heute nur ein winziger Moment in Ihrer Yogapraxis gewesen sein mag.*

DO IT: *Befreien Sie* Ihren Verstand. Machen Sie sich klar, dass es viele positive Auswirkungen hat, wenn Sie sich im Hier und Jetzt aufhalten. Ein hilfreiches Bild kann es sein, sich vorzustellen, dass der Verstand sich ohne Unterbrechung auf einer horizontalen Linie zwischen Ereignissen aus der Vergangenheit und möglichen aus der Vergangenheit resultierenden Zukunftsszenarien hin- und herbewegt. Aber alles, was hier und jetzt, in diesem Augenblick geschieht, also auf der vertikalen Linie, verpassen Sie. Nur auf der vertikalen Linie ist es möglich, den Körper wahrzunehmen.

Der Verstand misstraut allerdings von Natur aus dem Hier und Jetzt, er liebt jedoch Argumente. Logik beruhigt und motiviert ihn, sich auf das Wesentliche zu beschränken. Dadurch erhält die Energie freien Lauf, sie ist nicht mehr im Kopf gebunden, und kann sich nun überall in Ihrem Körper ausdehnen.

ACHTUNG YOGI! *Immer dann, wenn Sie im Yoga eine Situation bewusst leben können, ist dies ein sicheres Zeichen dafür, dass Sie auch jede andere Situation bewusst leben können.*

Energie durch Schreiben – Die Erstellung eines Gedankenprotokolls

Mit den folgenden Vorschlägen können Sie sich auf einfache und effektive Art und Weise der Mechanik Ihres Verstandes bewusst werden.

ACHTUNG YOGI! *Denkfunktionen sind in Ihrer Mechanik für die meisten Menschen schwer zu beobachten. Aber die folgenden Übungen zeigen, dass der Verstand bloß ein Mechanismus ist – sicherlich ein guter, aber einer, der nur eine Funktion kennt: die Autoreverse-Funktion. Nach drei Monaten lesen Sie sich Ihre Aufzeichnungen durch. Sie werden überrascht sein, welche Erfolge Sie in der Zwischenzeit erreicht haben.*

DO IT: Energiekiller ermitteln

Notieren Sie, welche Gedanken Sie aus dem Hier und Jetzt bringen.

Notieren Sie die Gedanken, die Sie hindern, Ihre Träume zu verwirklichen.

Wählen Sie anschließend einen Gedanken aus, mit dem Sie für ein paar Tage arbeiten möchten.

Achten Sie während dieser Zeit darauf, wie oft Sie den Gedanken hatten. Am besten führen Sie täglich eine Strichliste.

DO IT: Was Ihr Herz sagt

Schreiben Sie 5 Minuten lang die Gründe auf, weshalb dieses

Buch nicht funktioniert, was Sie in dieser Sache schon alles versucht haben, oder auch andere Dinge, die Sie pessimistisch stimmen.

Notieren Sie, was Sie diesbezüglich unternehmen wollen und warum Sie optimistisch oder verzagt sind.

Anschließend protokollieren Sie, was Ihnen Ihr Herz sagt. Das ist sicherlich der anspruchsvollste Teil, denn Ihr Verstand wird immer versuchen, Ihr Herz und damit auch Ihre Emotionen im Griff zu behalten. »Herz« ist hier als Metapher zu verstehen. Sie könnten auch sagen: jemand, der all die Aspekte Ihres Lebens sieht und Sie in diesem Moment, dem wichtigsten aller Momente, als ein Teil dieser Welt begreift.

DO IT: Disidentifikation – Ängste benennen

Schreiben Sie die Ängste auf, mit denen Sie sich konfrontiert sehen. Fassen Sie Ihre Ängste anschließend in zwei Gruppen zusammen. Die erste Gruppe umfasst die Ängste, die Sie dazu zwingen, etwas zu machen, die zweite Gruppe jene Ängste, die verhindern wollen, dass Sie etwas machen. Geben Sie diesen Ängsten Namen wie Karl und Susi.

Wenn eine von ihnen während der Praxis auftaucht, begrüßen Sie sie mit ihrem Namen. Sagen Sie beispielsweise: »Hi Karl, da bist du ja wieder, lange nichts gehört« – und nehmen Sie einen tiefen Atemzug.

ACHTUNG YOGI! *Ängste wollen nichts weiter als Ihre Aufmerksamkeit. Ändern Sie deshalb nicht Ihre Yogapraxis, aber zeigen Sie Ihrer Angst, dass Sie sie wahrnehmen.*

Unterscheiden lernen

Eine zielgerichtete Aktion ist meist mit Anspannung und Ernst verbunden. Vielleicht empfinden Sie sich so, wie Sie sind, als unzureichend. Sie möchten ein besserer Yogi werden. Damit laufen Sie einem Wunschbild hinterher und hindern sich selbst daran, Ihre Praxis zu genießen.

ACHTUNG YOGI! *Yoga kann bereichern und erfüllen! Wenn Sie jedoch während der Praxis mit Ihren Gedanken beschäftigt sind, ist da kein Raum, der bereichert oder gefüllt werden könnte.*

DO IT: Feiern oder nicht
Schreiben Sie auf, wie Sie unter Umständen selbst verhindern, dass Ihre Praxis ein Fest für Sie ist, und notieren Sie ebenfalls, wie Yoga für Sie zum Fest werden kann.

Hör mal, wer da spricht!

Wer agiert durch Sie? Ist es Ihr Vater, ist es Ihre Mutter, sind es Ihre Freunde, Ihr Yogalehrer oder die perfekten Körper in den Zeitschriften? Fühlen Sie sich besonders gut, wenn Sie die Ansprüche einer Person erfüllen, oder fühlen Sie sich als Versager, weil Sie einer bestimmten Erwartung nicht entsprechen?

DO IT: Der Druck der anderen
Suchen Sie sich fünf wichtige und fünf unwichtige Personen in Ihrem Leben heraus, und notieren Sie deren Namen.
Schreiben Sie zu jedem dieser Namen, was die Person von Ihnen erwartet oder vielleicht auch nur erwarten könnte. Das Wissen, dass diese Stimmen von außen kommen, kann sehr befreiend sein.

DO IT: Pro und Kontra

Überprüfen Sie regelmäßig schriftlich, ob das, was Sie denken, wirklich notwendig oder der Situation angemessen ist, oder ob es eine bloße Gewohnheit, beziehungsweise einen Mechanismus darstellt. Ein Mechanismus besteht immer aus zwei Teilen: Pro und Kontra.

Schreiben Sie auf, was Ihr Verstand Ihnen sagt. Warum möchten Sie Ihre Praxis verbessern?

Schreiben Sie auf, warum Sie meinen, das nicht erreichen zu können.

Taucht einer dieser Gedanken während der Praxis auf, sagen Sie nur kurz »Soso«. Lassen Sie dieses »Soso« Ihre einzige Reaktion sein.

Centering und Achtsamkeit

Centering heißt, dass Sie sich als Mittelpunkt des Geschehens wahrnehmen. Indem Sie den Unterschied zwischen innen und außen wahrnehmen, geschieht Centering. Anders ausgedrückt: Achtsamkeit findet dann statt, wenn Sie äußerlich in Aktion sind und dabei zugleich feststellen, dass alles um Sie herum nicht den geringsten Einfluss darauf hat, wer Sie im Innersten sind.

Bewusstsein »geschieht« in zwei Richtungen. Wenn Bewusstsein nach außen geht, hat alles eine strenge Kontur, Sie nehmen dann die Dinge im Außen schärfer und präziser wahr. Wenn Bewusstsein nach innen geht, wird Ihre Wahrnehmung zunächst verschwommener und weicher, alles scheint stärker ineinander überzugehen, bis Sie an einen Punkt gelangen, an dem Sie außen und innen mit gleicher Klarheit sehen.

Centering-Techniken unterstützen Ihre Sinne dabei, die Außenwelt von innen zu betrachten. Dabei können Sie die Erfahrung machen, dass Ihre Augen sehen, aber Sie, beziehungsweise Ihr Bewusstsein, befinden sich *hinter* den Augen. Anders gesagt, Ihr Bewusstsein bleibt auf seinem Platz im Zentrum. Es bewegt sich nirgendwohin.

ACHTUNG YOGI! *Die Welt des Yogis verändert sich unaufhörlich. Indem Sie Ihre Aufmerksamkeit darauf richten, dass in der äußeren Welt alles ununterbrochen in Bewegung ist, merken Sie, dass Ihr Bewusstsein sich nicht bewegt.*

ACHTUNG YOGI! *Durch Bewegung kommt immer das, was sich nicht bewegt, besonders deutlich zum Vorschein.*

Mind Clearing

Die Gedanken an sich haben weder einen positiven noch einen negativen Effekt. Es wird Ihnen Schwierigkeiten bereiten, wenn Sie versuchen, Ihre Gedanken festzuhalten, denn diese sind wie die Wolken, die vom Wind vorübergetrieben werden. Und genau dieses Festhalten ist es, was Sie so viel wertvolle Energie kostet.

ACHTUNG YOGI! *Alle Erfahrungen oder Eindrücke prägen sich tief in unser Denken ein. Dazwischen bleibt allzu oft für das Hier und Jetzt keinerlei Platz mehr, denn jede Erfahrung, jeder Eindruck versucht sich in unserem Gedächtnis den größtmöglichen Raum zu verschaffen. Durch die Identifikation mit Ihren Gedanken verlassen Sie Ihr natürliches Zentrum.*

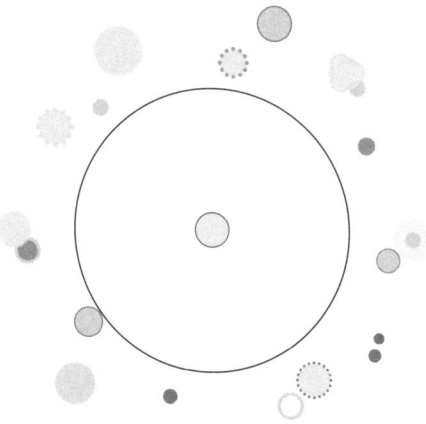

Zentren im Außen können sehr stark sein
und erscheinen auch oft ausgesprochen nützlich.
Sie stehen fast immer in Konflikt miteinander,
aber vor allen Dingen verhindern sie,
das innere Zentrum überhaupt wahrzunehmen
und aus ihm zu handeln.

Sie agieren aus einer künstlichen, von Ihren Gedanken geschaffenen Motivation heraus. In der Yogapraxis kann das bedeuten, dass Sie zum Yoga gegangen sind, weil Sie denken, Ihnen würden ein paar Kilo weniger gut tun, oder Sie halten sich besonders lange in einer für Sie schwierigen Position, weil Sie bei einer Person im Raum einen guten Eindruck hinterlassen wollen.

Lernen Sie Ihren Verstand kennen. Das Denken und das Befassen mit der Vergangenheit und der Zukunft sind eine ständige Quelle von Stress. Befreien Sie Ihren Verstand von unnötiger Energieverschwendung. Schützen Sie sich vor belastenden und nervenzehrenden Gedanken und Eindrücken.

Finden Sie heraus, was Ihre Yogapraxis behindert. Welche Gedanken schaden Ihrem Körper, Ihrem Empfinden, Ihrem Geist? Aber vor allen Dingen machen Sie sich klar, was Ihnen guttut und Sie bereichert: Was schenkt Ihnen Entspannung und Energie? Was ist Schönheit, was bedeutet Liebe?

DO IT: »Was ist Yoga?«

Nehmen Sie sich Zeit, um diese Fragen zu beantworten. Lassen Sie sie in der Aktivität Ihr Begleiter sein. Wenn Sie eine dieser Fragen mit in Ihre Praxis nehmen, kommen Sie zu erstaunlichen Ergebnissen. Sie werden feststellen, dass die entsprechenden Antworten nur mit Achtsamkeit gefunden werden können.

Nehmen Sie ein großes Blatt Papier und beantworten Sie die Frage »Was ist Yoga?« schriftlich. Eine andere Frage könnte lauten: »Was ist Energie – und wie kann ich meinen Körper dafür bereit machen?«

Wenn Sie mit einem unklaren, verworrenen und sorgenvollen Geist Yoga praktizieren, machen Sie sich Ihr Leben unnötig schwer. Sie nehmen nutzlosen Ballast mit, der dann zwischen Ihnen und dem Spaß und all den positiven Effekten steht, die Sie durch das Yoga haben können.

ACHTUNG YOGI! *Gedanken können Störenfriede sein. Genauer gesagt: Gedanken, die eine mechanische Kette bilden, sind Störenfriede. Und noch genauer: Gedanken, die Sie nicht beobachten, sind Störenfriede.*

Der Verstand gibt immer nur ein unzureichendes, verzerrtes Bild der Wirklichkeit wieder. Zudem tendieren Gedanken und Eindrücke dazu, sich zu verselbstständigen und ungeahnte Ausmaße anzunehmen, die wir dann nicht mehr im Griff haben.

Erst ein geordneter Verstand, der Ihnen vor allem als Werkzeug dient und Sie nicht dominiert, macht es möglich, eine Situation klar zu sehen.

Transformation:
Umformung durch Energie

Die Kunst im Yoga liegt darin zu lernen, wie man Energie in den verschiedenen Bereichen des Körpers erzeugen, fokussieren und lenken kann. Körperlicher Widerstand sollte dabei respektiert werden, weil dies ein wichtiges Feedback ist. Den Widerstand zu überwinden und vergangenen Schmerz mit Druck zu bewältigen, stellt eine eigene Form von Widerstand dar – nämlich Widerstand gegenüber den eigenen Grenzen, gegenüber dem, wo und was man gerade ist.

Wenn man seine Haltung gegenüber anhaltendem Widerstand so verändert, dass die Energien dorthin kanalisiert werden, wo die Blockaden liegen, kann der Körper seinem eigenen Fluss folgen und sich selbst öffnen, und zwar mit minimalem Widerstand. Die Fähigkeit, in der Haltung zu entspannen, führt zu einer tieferen Erfahrung. Forcierter Druck auf die Blockierungen erzeugt hingegen nur noch größeren Widerstand und noch mehr Anspannung. Der Körper selbst gibt die Signale, wann es an der Zeit für weitere Schritte und für Vertiefung ist.

Dies bedeutet, dass Yoga es uns ermöglicht, Energie durch Bewegung, Achtsamkeit und Entspannung zu erzeugen. Energie wird in diesem Zusammenhang oft als eine Art mystische Kraft betrachtet, die entweder vorhanden ist oder eben nicht und die jenseits unseres Kontrollvermögens liegt. Aber Yoga kann de facto die Qualität der Energie verändern, ja, durch die Praxis können wir noch mehr davon gewinnen, indem wir unsere körperlichen Kapazitäten erweitern und als Energie-Umwandler nutzen.

Jeder von uns hat Erfahrungen mit den unterschiedlichsten Formen von Energie gemacht. Manchmal verfügt man über enorme Energien, die sich aber zerstreuen oder zu Unruhezuständen führen – man öffnet sich in zu viele Richtungen auf einmal. Dann wieder besitzt man große Energie, ist dabei aber ganz fokussiert und ruhig. Yoga bindet den Lernprozess mit ein, Energien zu erzeugen und auf die verschiedenen Bereiche des Körpers zu fokussieren. Dieser Vorgang ermöglicht es nicht nur, den Energielevel zu steigern, sondern auch physische und psychische Blockaden zu durchbrechen, was wiederum dazu führt, dass das Leben interessanter und vielfältiger wird.

ACHTUNG YOGI! *Der Körper verfügt über eine ganz eigene Intelligenz – und die Fähigkeit, auf diese Intelligenz zu hören und sie zu verstehen, ist ein ganz essenzieller Bestandteil des Yoga. Durch diesen Grad an Aufmerksamkeit kann Yoga die Struktur des Körpers erneuern und ihn auf seine inneren Bedürfnisse ausrichten.*

ACHTUNG YOGI! *Es gibt keinerlei »Ende« einer Position. Jede Position besteht aus Bewegung.*

> Movement is the song of the body.
> Yes, the body has its own song
> from which the movement of dancing
> arises spontaneously.
> (Vanda Scaravelli)

Im unserem aufs Materielle ausgerichteten Denken vergessen wir nur allzu gern, dass es mehr gibt, als das, was wir unmittelbar sehen können. Klar, wir können unseren physischen Körper über unsere physischen Sinne direkt wahrnehmen. Wir können ihn sehen, schmecken und spüren.

Doch Yoga sagt uns, dass es darüber hinaus noch etwas anderes gibt. Neben dem physischen Körper gibt es noch einen energetischen Körper. Und um diesen zu erleben, müssen wir nicht hellsichtig sein. Wenn wir beginnen, in das Mysterium des energetischen Körpers einzutauchen, werden wir unausweichlich eine ganz außergewöhnliche Sensitivität für die feinstofflichen Ebenen der Schöpfung entwickeln. Es eröffnen sich ganz neue Einsichten in die Zusammenhänge aller Erscheinungsformen innerhalb eines großen, harmonischen Ganzen.

Die drei Energieebenen

Man ist froh, es gerade noch in die Yogastunde geschafft zu haben. Doch bereits nach zehn Minuten sind wir uns sicher, die falsche Entscheidung getroffen zu haben und sehnen uns auf das heimische Sofa. Dieser für die meisten Menschen nicht ungewöhnliche Wunsch weist jedoch in diesem Fall nicht darauf hin, dass Sie mit Ihrer Energie am Ende sind. Hinter diesem natürlichen Zustand steht stets ein Mehr an Energie. Der Organismus erzeugt ununterbrochen Energie, von der der Körper drei Schichten besitzt.

Achtsamkeit erfordert viel Energie. Yoga ermöglicht einen gezielten Zugang zu diesem Reservoir.

Die Arbeitsweise
der verschiedenen Energielevel

Die erste Schicht enthält die Energie, die wir für unsere alltägliche Routine benötigen. Wir können uns vorstellen, dass sie in zwei kleinen Sammelbecken aufbewahrt wird. Sie kennen das sicher. Sie bewegen sich – und manchmal werden Sie schon

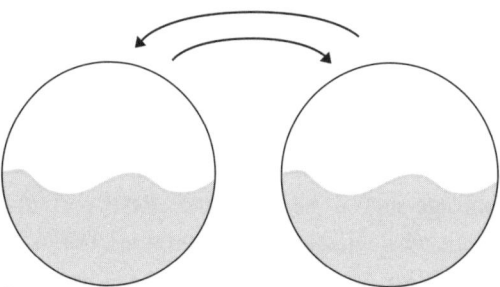

1. Energielevel

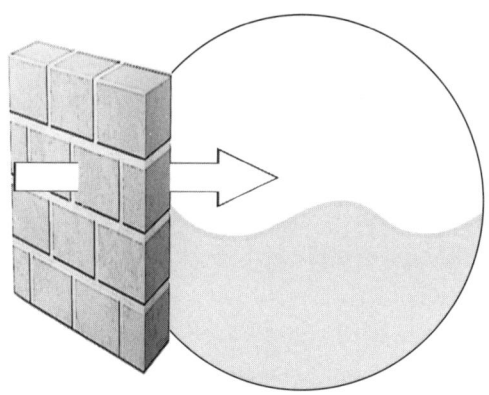

2. Energielevel

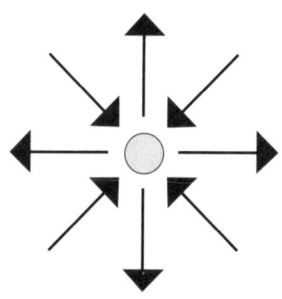

3. Energielevel

nach kurzer Zeit irgendwie müde. Laut unserem Modell haben Sie zu diesem Zeitpunkt die Energie eines der kleinen Sammelbecken zum Teil aufgebraucht. Sie gähnen, strecken sich, machen ein oder zwei Bewegungen extra oder springen kurz in die Luft: Mit einer kleinen Veränderung des Fokusses oder der Bewegungsabfolge zapfen Sie das zweite Reservoir an. Ist dieses halb leer, geht man wieder zum ersten über. Wenn dieses vielleicht nur noch ein Viertel voll ist, wird wieder das zweite Becken angezapft.

Sind aber beide Energiebehälter leer, und Sie strengen sich trotzdem weiter an, so kommen Sie in Kontakt mit der zweiten Schicht, einem weitaus größeren Sammelbecken. Die Energie, die jetzt zur Verfügung steht, ist um ein Vielfaches stärker als die vorherige. Dachte man bis vor einer Minute vielleicht noch »bis hierher und keinen Schritt weiter!«, hat sich die Wahrnehmung nun komplett verändert: Jetzt möchte man den Mount Everest besteigen!

Normalerweise wird uns das große Sammelbecken am ehesten in Extremsituationen zugänglich. Er wird aktiviert, wenn Ihr System einen Notfall erkennt. Stellen Sie sich beispielsweise vor, Ihr Haus brennt oder ein Tiger möchte Sie zum Frühstück verspeisen. Plötzlich sind Sie vollkommen wach. Sie sind in der Lage, bisher Unvorstellbares zu leisten. Wenn es Ihnen also gelingt, eine Art »Notfallsituation« zu schaffen, kommen Sie mit der zweiten Energieschicht in Kontakt. Viele Yogis kennen das Gefühl, in ihrer Praxis schon nach kurzer Zeit erschöpft zu sein. Wird dann aber die zweite Energieschicht aktiv, fühlen sie sich von einem Moment auf den nächsten erfrischt und wie neu.

Doch auch diese Notfall-Schicht lässt sich erschöpfen, und hinter ihr liegt eine dritte Schicht, die kosmische Energie. Diese

Energie ist grenzenlos. Und das Beste ist: Der Zugang zu dieser Energie ist jederzeit möglich! In jedem Augenblick, den Sie nur als Zeuge wahrnehmen, haben Sie direkten Kontakt zu dieser Energie.

Zurück zur zweiten, der »Notfall-Schicht«: Wenn Sie mit Ihrem zweiten Energielevel verbunden sind, werden Sie automatisch weniger in Ihrem Verstand gefangen sein und schneller lernen.
Sobald Ihr Körper so ermüdet ist, dass Ihr Verstand keinen Rat mehr weiß, haben Sie die ideale Voraussetzung für diese zweite Schicht geschaffen.

DO IT: *Warum suchen* Sie sich nicht von Zeit zu Zeit eine Praxis, mit der Ihr Körper eine Gelegenheit bekommt, sich so zu erschöpfen, dass der Verstand hilflos dasteht?

ACHTUNG YOGI! *Wenn Sie nur kleine Anstrengungen unternehmen, wird es Ihnen nicht möglich sein, mit einem größeren Energiepotenzial Kontakt aufzunehmen – je mehr Sie sich aber engagieren, desto mehr Energie steht Ihnen zur Verfügung.*

Pump Up The Volume: Energie schafft Energie

Wollen Sie mit Ihrem zweiten Energielevel in Kontakt kommen, haben Sie drei Möglichkeiten:

DO IT: 1. Konzentration:
Statt inneren Kommentaren wie: »Ich kann nicht mehr« oder »Das ist mir zu anstrengend« Raum zu geben, fokussieren Sie sich auf mehr Freude, mehr Glück, mehr Leichtigkeit. Tun Sie

alles, um diese Qualitäten in Ihrer Anstrengung und mit Hilfe Ihrer Anstrengung zu entdecken und sich so von der Suche selbst leiten zu lassen.

DO IT: 2. Fantasie:

Stellen Sie sich etwas Schreckliches vor: Ein gefährliches Tier macht Jagd auf Sie, eine Flutwelle kommt auf Sie zu oder die Erde tut sich vor Ihnen auf. Lassen Sie nun Ihren Überlebensinstinkt Energie mobilisieren.

DO IT: 3. Magie:

Sie empfinden so viel Spaß an dem, was Sie im Yoga schon erlebt haben, dass Sie den zweiten Energielevel mental vorwegnehmen. Das geschieht beispielsweise durch Freude an der Bewegung, dadurch, dass Sie über Gedanken wie »Ich kann nicht mehr« einfach lachen oder sich in Ihrer Erinnerung das Gefühl zurückholen, wie es war, als Sie letztes Mal mit dem »Second Wind« Yoga praktiziert haben, gerannt sind oder vielleicht getanzt haben.

Gerade am Anfang ist es weitaus einfacher, gemeinsam mit anderen einen hohen Energielevel aufrechtzuhalten.

There's No Limit

DO IT: Spielen Sie mit Ihren Grenzen

Die beste Möglichkeit, Energie aufzubauen, ist, an Ihre Grenzen zu gehen. Seien Sie wachsam: Ist es wirklich Ihre Grenze oder nur eine kleine mentale Schranke? Gehen Sie über Ihr Limit hinaus, aber – und das ist das Wichtigste – bleiben Sie dabei locker und entspannt. Überprüfen Sie, ob Sie die Luft anhalten oder entspannt ausatmen. Nur wenn Sie entspannt über ein Limit gehen, haben Sie tatsächlich etwas davon.

Energie ist größer als der Verstand

ACHTUNG YOGI! *Der Verstand macht Entwürfe, Wegbeschrei-bungen, Statistiken, setzt Grenzen. Wenn Sie denken, entfernen Sie sich aus der Gegenwart. Wenn Sie fühlen, verbinden Sie sich mit dem Moment. Der Verstand verlangt zwar immer nach Klar-heit, verschleiert aber paradoxerweise den Blick auf die Realität.*

> The mind is a fragment,
> the heart is the whole
> (Osho)

DO IT: Ja, ich bin hier!

Denken lässt Ihre Begrenzungen immer enger werden. Wann immer Sie denken, sollte das für Sie das Signal sein, wachsam zu sein. Eine wunderbare Technik in der Praxis – sofern Sie al-lein sind – besteht darin, hörbar den eigenen Namen zu rufen und dann zu antworten: Ja, ich bin hier! Sind andere zugegen, können Sie dies auch in Gedanken vollziehen.

Neue Energie durch Neugier

Das Gehirn nimmt mechanische und unbewusste Bewegungen wahr. Diese reichen aber nicht als Grundlage dafür aus, etwas Neues zu lernen.

ACHTUNG YOGI! *Offenbar existiert eine direkte Verbindung zwischen der Fähigkeit, Neues zu lernen, und der Fähigkeit, im Moment sein zu können. Achtsame Bewegungen ermöglichen dem Gehirn, sich besser in neue Welten hineinzuversetzen.*

ACHTUNG YOGI! *Vergangenheit und Zukunft können Sie nicht wirklich beeinflussen – den Augenblick schon! Aufs Yoga übertragen bedeutet dies: Wenn Sie eine Asana üben, nur um sie zu Ende zu bringen, verhindert das Achtsamkeit.*

Die Annahme des Denkers lautet: Meine Gedanken und ich sind miteinander identisch. Wenn Sie jedoch auf Ihr mentales Geplapper hören, sind Sie nicht in der Lage, wirklich wahrzunehmen, wie sich eine Asana anfühlt. Das heißt, wenn Sie mit Ihrer Aufmerksamkeit im Verstand sind, können Sie nichts Neues dazulernen; denn der Verstand kennt nur Altes und will nur Altes. Nur wenn Sie sehen, was tatsächlich ist, sehen Sie, was Sie verbessern können.

Mit dem Verweilen im Hier und Jetzt lernen Sie, aus der Erfahrung heraus zu handeln, statt sich von Ängsten und Erwartungen leiten zu lassen.

ACHTUNG YOGI! *Der Verstand ist immer hyperaktiv. Lernen können Sie aber nur, wenn Sie einen Gang herunterschalten.*
Wenn Sie sich das nächste Mal nicht so ideal durch Ihre Asana bewegen, denken Sie nur diese beiden Wörter: »Slow down«!

Lassen Sie in einer neuen Lernerfahrung möglichst nacheinander die Sinne des Sehens, Hörens, Fühlens und möglichst sogar des Riechens beteiligt sein. So integrieren und festigen Sie Neues wesentlich besser.

Wenn Kinder etwas Neues lernen, geben sie sich auch keine Anweisungen, sondern imitieren das, was sie bei den Erwachsenen sehen. Nur wenn alle Sinne beteiligt sind, steht der Kopf der neuen Erfahrung nicht mehr im Weg.

Anerkennung tut gut

Immer wenn Sie etwas Neues gelernt haben, erkennen Sie das auch an. Nehmen Sie sich Zeit, um es zu würdigen. Durch Anerkennung machen Sie einen Erfolg zu Ihrem ganz persönlichen Sieg.

DO IT: Mit Fehlern lernen

Verstärken Sie die Bewegungen, die Fehler verursachen.

Ihr Körper weiß, wie sich eine richtige Bewegung anfühlt. Indem Sie die Bewegungen verstärken, die Ihnen ein unerwünschtes Resultat bringen, ist Ihr Körper in der Lage, dies wahrzunehmen. So geben Sie ihm die Möglichkeit, sich selbst zu korrigieren.

Urteile belächeln

Urteilen ist eine der lästigsten Angewohnheiten. Ständig fällen wir Urteile über uns selbst. Da Urteile immer auf der Vergangenheit basieren und selten etwas Förderliches für die Gegenwart bringen, kostet dies eine Menge Energie.

DO IT: Über den urteilenden Verstand lächeln

Seien Sie wachsam, egal ob Sie ein negatives oder ein positives Urteil fällen. Eine hervorragende Methode besteht darin, zu lächeln, sobald Sie beginnen, Urteile abzugeben – und zwar unabhängig von deren Inhalt! Es wird Ihren Verstand vollkommen durcheinander bringen, wenn Sie negative Urteile genauso behandeln wie positive Urteile. Auf diese Weise entziehen Sie ihm Macht, während Ihnen mehr Energie zur Verfügung steht.

Schönheit und Anmut

Ob Sie ganz bewusst oder nur mechanisch üben, macht einen großen Unterschied und ist innerlich deutlich spürbar. Schon allein dadurch, dass Sie Ihre negativen, kontraproduktiven Gedanken nicht weiterverfolgen, öffnet sich Ihr Sinn für Schönheit und Anmut.

Diese Qualitäten sind auch von außen gut erkennbar, Sie können es mit Ihren eigenen Augen beobachten: Je weniger innerlichen Ballast ein Yogi mit sich trägt, desto ausladender und befreiter wirken seine Bewegungen.

DO IT: Slow Motion im Experiment
Üben Sie so, wie Sie es gewohnt sind. Anschließend führen Sie dieselben Bewegungen ganz langsam und von innen heraus durch. Wenn Sie die Bewegung wirklich von innen fühlen, bekommen Sie das Gefühl, dass etwas Wunderbares geschieht.

Wenn Sie in einem solchen Bewusstsein üben, werden Sie Zeuge eines großartigen Geheimnisses, das die Wissenschaft bislang noch nicht lösen konnte: Sie entscheiden, dass Sie Ihre Hand bewegen, und diese folgt Ihrer Entscheidung. Das Wunder besteht darin, dass die Materie durch Bewusstsein gelenkt wird. Wir wissen noch nichts Genaues über die Brücke zwischen beidem, aber in ihr liegt die Kraft, die diesen Zauber bewirkt. Wir tun es den ganzen Tag lang, nur nicht bewusst. Kehren wir jedoch unsere Perspektive um, so haben wir die Gelegenheit für eine wunderbare Meditation.

Der Geist übersteigt die Materie. Genauso wenig, wie Sie Ihre Gedanken sind, so wenig sind Sie Ihre Emotionen. Aber wie Gedanken können auch Gefühle – sowohl negative Gefühle, als auch Euphorie – Sie daran hindern, im Moment zu sein.

Schaffen Sie Abstand zu Ihren Emotionen. Negative Gefühle lassen sich in der Regel leicht erkennen – nämlich daran, dass man sich mit ihnen identifiziert. Sie sind sicher, dass ein bestimmtes negatives Gefühl untrennbar zu Ihnen gehört. Das geschieht ganz mechanisch. Gefühle wie die Empfindung, keinen Raum zu haben, resultieren vorwiegend aus Misstrauen, Hass und Konkurrenzangst.

ACHTUNG YOGI! *Negative Gefühle aufrechtzuhalten, erfordert fortwährende Anstrengung. Es ist wie beim Fahrradfahren: Um das Rad am Laufen zu halten, müssen Sie ständig treten.*

Sind Sie ärgerlich oder gereizt, sind Sie nicht in der Lage, Energie aufzunehmen. Wenn Sie jedoch Energie aufnehmen können, unterbrechen Sie die negativen Gefühle. Sie werden mehr Energie haben, als Sie sich heute vorstellen können. Ein Versuch lohnt sich.

Wenn die Energie, die Sie durch Angst, Hass oder andere emotionale Anspannung aufgebaut haben, in Ihrem Körper bleibt, wird sie Ihre Yogapraxis behindern.

ACHTUNG YOGI! *Ungeduld ist immer ein Versuch, die speziellen gegenwärtigen Umstände und das Leben im Allgemeinen kontrollieren zu wollen, statt mit dem zu gehen, was gerade ist.*

… und wohin mit der Aggression?

Wut oder Anspannung, die sich nicht so schnell durch bewusstes Anschauen auflösen lassen, können auch anders genutzt werden. Dazu muss diesen Energien Ausdruck verliehen werden, oder sie müssen auf eine andere Ebene verschoben werden.

ACHTUNG YOGI! *Erinnern Sie sich: Auch unangenehme Emotionen sind Energie.*

Ihre Aggression können Sie nutzen, um zusätzliche Energie zu entwickeln und diese in Ihre Praxis zu bringen, anstatt sie (mit noch mehr Energieaufwand!) zu unterdrücken. Hier sind einige Möglichkeiten, wie Sie sich von übermäßigem emotionalem Druck befreien können. Falls aber der Druck, den Ihre Emotionen verursachen, zu groß ist, wirkt es wahre Wunder, vor der Yogapraxis einige Runden um den Block zu laufen oder sich in ein Zimmer einzuschließen und auf einen Boxsack oder auf ein einfaches Kissen einzuhauen.

DO IT: Zähne fletschen

Stellen Sie sich aufrecht hin, und ballen Sie Ihre Fäuste. Spannen Sie den ganzen Körper so stark wie möglich an. Ihre Wirbelsäule sollte sich dadurch gerade aufrichten. Knicken Sie dabei den hinteren Teil Ihres Halses nicht ab. Fletschen Sie Ihre Zähne. Das Kinn zeigt am besten in Richtung Kehle. Entspannen Sie sich, und atmen Sie aus. Die aufrechte Körperposition behalten Sie bei.

Wiederholen Sie die Übung ein paar Mal.

Blockierte Energie auflösen

Energie kann nicht vernichtet werden, Energie will gebraucht werden, sonst wird sie destruktiv.

Das Geheimnis lautet: Aggression ist Energie. Aggression ist ein toller Motor! Ein Yogi kann jedoch noch mehr Energie aufbauen, wenn diese im Körper frei fließt – Blockaden verhindern den direkten Zugang zum Hara, dem Energiezentrum.

Mit Ärger zur Energie

ACHTUNG YOGI! *Ursprüngliche, frei fließende Energie ist immer mit einem Gefühl von Frische, Stille, Leichtigkeit und Freude verbunden. Blockaden vermitteln dagegen das Gefühl, Energie sei schwer und belastend. In Wirklichkeit ist aber nicht die Energie schwer, sondern die Blockaden sind es. Ärger ist ursprünglich pure Energie. Er wird erst dann destruktiv, wenn Sie ihn tatsächlich in der Form von Ärger nutzen.*

Sie können Ärger auflösen, indem Sie lernen, diese Energie kreativ für sich zu gebrauchen. Wenn Sie Energie in Richtung Kreativität lenken, steht sie der Destruktivität nicht mehr zur Verfügung. Wenn Sie etwa im alltäglichen Leben auf Ihren Partner wütend sind, können Sie Ihre Wut in einem Lauf um den Häuserblock ausleben oder zum Fensterputzen nutzen

Richten Sie Aggression nicht gegen andere und – was ganz wichtig ist – richten Sie sie auf keinen Fall gegen sich selbst. Bleiben Sie mit Ihrem Bewusstsein in Ihrer Mitte, und nutzen Sie Aggression für den Aufbau von Energie.

DO IT: Aggression als Energie nutzen
Wenn Sie während der Yogapraxis Aggression erleben, dann nehmen Sie diese als Antrieb. Spüren Sie die Energie dahinter, um dann zum Beispiel noch genauer zu beobachten, was um Sie herum geschieht, oder um sich noch mehr zu erden oder noch achtsamer zu sein.

ACHTUNG YOGI! *Wichtig ist, dass man durch Blockaden und Emotionen nicht in einen Gedankenkreislauf gerät. Das passiert, wenn Sie anfangen, Ihre Emotionen als gut oder schlecht zu bewerten. Doch Sie können Emotionen genauso gelassen und dis-*

tanziert als Objekt Ihrer Beobachtung behandeln wie jeden Ihrer Gedanken.

DO IT: Emotionen anerkennen

Wenn Ihnen Ihre Gefühle zu stark erscheinen, benennen Sie Ihre Gefühle. Wenn Sie Wut spüren, wiederholen Sie 3-mal das Wort »Wut«, und fühlen Sie, ob ein Abstand zwischen Ihnen und der Wut entstanden ist. Dies können Sie so oft machen, bis Sie genau sehen, wo diese Wut gerade in Ihrem Körper aktiv ist und Sie unmissverständlich feststellen, dass diese Wut nur ein Teil von all dem ist, was Sie wahrnehmen.

Let's Go – Spannungen loslassen

Ein verspannter Körper

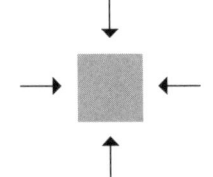

bietet nur eine beschränkte Fläche,
auf die Yoga einwirken kann.

Ein entspannter Körper

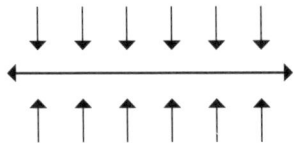

bietet eine große Fläche,
auf die Yoga einwirken kann.

ACHTUNG YOGI! *Nur ein entspannter Körper kann Energie auf-*
nehmen. Meditation ist Entspannung, entspannen, entspannt sein.
Je mehr ein Yogi wirklich bereit ist, zu entspannen, desto mehr ist
er in der Lage, Energie aufzunehmen. Meditation ist in erster Linie
ein Prozess, zu dem Sie nichts beitragen müssen. Sie öffnen sich,
und Energie kann in Sie hineinfließen und für Sie arbeiten.

Sie sind der »Besitzer« eines Körpers. So, wie Sie es geschafft
haben, ihn durch Zusammenziehen zu verspannen, können Sie
ihn auch entspannen.

Spannungen aufrechtzuerhalten bedeutet, dass Sie pure Energie verschwenden, die Sie für Ihre yogische Aktivität nutzen
könnten. Lassen Sie Ihre Spannungen los, dann lösen Sie auch
automatisch Ihre Energiesperren auf. Sie nehmen Energie auf,
und das entsteht nicht durch Zusammenziehen, sondern durch
Ausdehnen. Viele Menschen spüren ihren Körper erst dann,
wenn sie Schmerzen empfinden, und sehen dies als Zeichen,
dass sie in ihrer Praxis etwas Großartiges erreicht haben. Wenn
Sie erst einmal durch Achtsamkeit erfahren haben, wie sich ein
entspannter Körper anfühlt, wird es Ihnen immer leichter fallen, Yoga zu praktizieren, ohne Energie zu verschwenden.

Die meisten Yogis sind sich nicht bewusst, wie viel Energie
sie durch unnötige Spannungen vergeuden. Die Kunst liegt darin, mit einem Minimum an Anstrengung die größte Wirkung
zu erzielen. Sportler, die sich ohne übermäßigen Kraftaufwand
bewegen, faszinieren durch die Anmut Ihres Bewegungsablaufs.
Sie können ihre Gliedmaßen wie eine Katze anspannen und sie
einen Moment später, wenn die Muskelkraft nicht mehr benötigt wird, wieder vollkommen entspannen.

Wenn Sie lernen, so ökonomisch mit Ihrer Kraft umzugehen,
werden Sie in Zukunft immer genug Energie zur Verfügung
haben.

DO IT: Machen Sie einen Test

Heben Sie einen Gegenstand in Ihrer Nähe auf, und beobachten Sie dabei Ihre Schultern. Ziehen Sie diese hoch, und neigen Sie dazu, die Luft anzuhalten? Egal was Sie aufheben, egal wie schwer der Gegenstand ist – Sie gewinnen nichts an Kraft, wenn Sie sich verspannen. Im Gegenteil, Sie verlieren wertvolle Energie. Außerdem bewirkt unnötige Muskelspannung, dass Ihre Bewegungen unkoordiniert werden und Sie Ihre Harmonie verlieren.

Stellen Sie sich ein Tier oder einen Menschen vor, der für Sie diesen ökonomischen Umgang mit Kraft repräsentiert. Stellen Sie sich vor, Sie verschmelzen mit ihm. Notieren Sie, wie sich Ihre Bewegungen verändern.

ACHTUNG YOGI: *Überprüfen Sie, bevor Sie eine Bewegung machen, ob Sie einen anderen Körperteil, den Sie zur Ausführung der Bewegung gar nicht benötigen, möglicherweise unnötig anspannen.*

Ihrem Körper zureden

DO IT: Sprechen Sie mit dem verspannten Körperteil!

Neuere wissenschaftliche Feldforschungen haben gezeigt, dass 90 Prozent oder sogar mehr aller Spannungen Ihren Ursprung im Kopf haben. Es fällt Ihnen leichter zu entspannen, wenn Sie dem Körperteil, den Sie verspannt haben, verbal einen Vorschlag machen. Bewährt hat sich das Wort: »Öffnen.«

DO IT: Vorschläge an den Kopf des Yogis

Machen Sie diesen Vorschlag nacheinander erst Ihrer Stirn, dann der linken Schädelseite, der rechten Schädelseite, dem Hinterkopf und dann der Mitte Ihres Schädels; in der Praxis wenden Sie sich mit dem Vorschlag immer dem Körperteil zu, der gerade unter unnötiger Spannung steht.

Gut geerdet

Haben Ihre Füße wenig Kontakt zum Boden, dann verfügt Ihr Körper über ein schlechtes Fundament. Sie müssen sich sehr anstrengen, um Ihre Position zu halten. Hierdurch verschwenden Sie große Mengen an Energie.

DO IT: Bodenkontakt

Sobald Sie den Boden unter Ihren Füßen nicht oder nur sehr undeutlich spüren, trampeln Sie auf der Stelle, oder reiben Sie Ihre Fußsohlen auf die Matte. Gehen Sie so tief wie möglich in die Knie, und bewegen Sie Ihren Oberkörper über Ihre Füße vor und zurück. Stellen Sie sich vor, Sie seien ein Affe, der sich zwar flink, aber immer gut ausbalanciert in Stellung bringt.

Body Clearing für alte Gewohnheiten

Wenden Sie wirklich nur die Kraft auf, die Sie benötigen, um eine Bewegung durchzuführen, oder strengen Sie sich unnötig an? Viele Yogis ziehen schon die Schultern hoch, bevor sie ihre Yogamatte ausrollen – so als würden sie ihrem Feind die Hand reichen.

Überprüfen Sie möglichst häufig – mindestens jedoch einmal täglich – wo und wann Sie Energie verschwenden. Sie ziehen Ihre Stirn kraus, ohne dass der Steuerberater Ihnen eine schlechte Nachricht übermittelt hat, oder Sie kneifen Ihre Pobacken zusammen, ohne dringend auf die Toilette zu müssen. Sie drücken die Knie durch, obwohl niemand da ist, dem man mit fünf Zentimeter an zusätzlicher Größe imponieren kann. Vielleicht spannen Sie Ihren Bauch an, obwohl keinerlei Gefahr besteht, oder Sie lassen die Ellenbogen dicht am Körper kleben, obwohl Sie keine Angst haben müssen, gleich von einem Löwen entdeckt und verspeist zu werden.

ACHTUNG YOGI! *Wenn Sie Ihren Körper ständig auf Gefahren vorbereiten, die es gar nicht gibt, vergeuden Sie unnötig Energie.*

DO IT: »Easy is right – right is easy!«
1. *Finden Sie* in jeder Bewegung Entspannung.
   Die Bewegung, die Ihnen leicht fällt, ist die richtige.
2. *Entspannen Sie* sich auch bei extremer Aktivität.
   Gebrauchen Sie nicht mehr Kraft als nötig, um eine Bewegung auszuführen.
   Sobald Sie eine neue Bewegung oder eine neue Technik gelernt haben, sollten Sie sich daran machen, diese auf das Wesentliche zu reduzieren und sie dadurch zu perfektionieren.

DO IT: Spannungen übertreiben
Übertreiben Sie Ihre Anspannungen, und lassen Sie dann los. Körperteile, die nichts zu tragen, zu halten oder zu bewegen haben, brauchen keine Spannung. Ansonsten testen Sie deren Bandbreite, indem Sie langsam immer wieder loslassen und wieder festhalten. Richtig ist der angemessene, also der geringst mögliche Kraftaufwand.

Entspannen ist ganz einfach

Remember the best discoveries are always done when the whole body is relaxed and there is a deep silence within and space.

(Sandra Sabatini)

ACHTUNG YOGI! *Entspannen Sie sich, dehnen Sie Ihre Energie aus. Dann sind Sie nicht mehr durch die Mechanik Ihres Denkens gefangen. So entsteht natürliche Meditation.*

DO IT: Bauen Sie aufgestaute Energie durch Anspannung ab

Oft fällt das Entspannen leichter, wenn Sie erst einmal bewusst in die Gegenbewegung gehen, das heißt vor dem Loslassen mit der Einatmung den betreffenden Körperteil anspannen; zudem wirkt dies stimulierend.

Spannen Sie Ihre angespannten Muskeln noch weiter an. Atmen Sie währenddessen ein. Halten Sie den Atem für 2 bis 3 Sekunden an.

Dann atmen Sie aus und lassen alle Spannung los.

ACHTUNG YOGI! *Übrigens: Viel Ärger wird auch im Bauch gehalten. Also vergessen Sie nicht, diesem Körperteil besondere Aufmerksamkeit zukommen zu lassen. Ein toller Nebeneffekt ist, dass Sie bei dieser Übung auch automatisch Ihre Muskeln tonisieren.*

Die energetischen Körper

Die Yogaphilosophie beschreibt in den Upanishaden fünf verschiedene Körper, die den Menschen wie die unterschiedlichen Schichten einer Zwiebel umhüllen. Jeder dieser Körper gleicht einem Tanz von Energien, die entsprechend der persönlichen Entwicklung eines Menschen zunehmend höher schwingen. Erhöht sich die Schwingungsfrequenz, so erfahren wir das unmittelbar als ein Plus an Lebenskraft, Freude, Stille und Erkenntnis – einen Anstieg der Lebensqualität. Doch oft ist die Energie kaum spürbar.

Alle Methoden, mit denen diese Energie geweckt werden kann, sind Methoden, die uns darin unterstützen, unser volles Potenzial zu verwirklichen. Wenn die Energie harmonisch fließt, fühlen wir uns glücklich. Wenn sie gegen uns selbst gerichtet ist, dann sind wir meist unglücklich.

Energie lässt sich harmonisieren. Wir beschreiben im Folgenden gezielte Praktiken des Yoga, mit denen Sie Ihre energetischen Körper reinigen können. Doch zunächst wollen wir kurz die fünf Energiekörper charakterisieren.

1. Der Nahrungs-Körper oder annamaya-kosha

Der Nahrungskörper entspricht dem physischen Körper. Da er direkt aus umgewandelter Nahrung und Elementen der physischen Welt (Erde, Wasser, Feuer, Luft, Äther) besteht, können vegetarische Ernährung, Kriya (yogische Reinigungspraxis) und Asana (Körperhaltungen) diesen Körper am effektivsten reinigen.

2. Der Energie-Körper oder pranamaya-kosha

Der Energie-Körper setzt sich aus den Luftströmen (Vayus) zusammen, die den Fluss des Lebens in Ihrem physischen Körper bestimmen. Der Energiekörper wird durch Pranayama (Atemtechniken) und Kriya gereinigt.

3. Der Emotional-Körper oder manomaya-kosha

Kein anderer Körper prägt in solch hohem Maße Ihre Befindlichkeit wie der Emotional-Körper. Hier liegen die Gefühle, darunter bewusste und unbewusste Ängste und Aggressionen, aber auch alle Erinnerungen, Vorstellungen und Wünsche. Dieser Körper wird durch Karma Yoga (selbstloses Dienen), Bhakti (Hingabe), Mantra-Rezitation und die Praxis der Yamas und Niyamas gereinigt.

4. Erkenntnis-Körper oder vijnanamaya-kosha

Der Erkenntnis-Körper wird durch Intellekt, Gedanken und Ideen geformt. Diesen Körper können Sie durch Verständnis und Meditation reinigen. Doch auch Satsang, also die Gesellschaft von Freunden oder Lehrern, die selbst auf der Suche sind, trägt zur Reinigung dieser Schicht bei.

5. Wonne-Körper oder anandamaya-kosha.

Dieser Körper entzieht sich der Logik oder der Kontrolle des Geistes. Er kann nur durch die bewusste Erfahrung der Einheit des Seins (Samadhi) sowie die Erfahrung von Wonne im Tiefschlaf berührt und gereinigt werden.

Nadis

Das Wort »Nadi« kommt aus dem Sanskrit und bedeutet übersetzt in etwa »Röhre«, »Gefäß« oder »hohler Stiel«. Die Nadis sind Kanäle, die feinstoffliche Energie durch das menschliche Energiesystem transportieren. Sie durchziehen den gesamten Körper von den Fußsohlen bis zur Spitze des Kopfes. Man geht davon aus, dass es etwa 72.000 Nadis gibt. In diesen feinen Energiekanälen wird Prana, also Lebenskraft, in alle Körperteile geleitet. Außerdem verbinden sie den physischen Körper mit dem energetischen Körper.

Über die Chakren sind die Nadis des einen Energiekörpers mit den Nadis des anderen Energiekörpers verbunden. Die Chakren übernehmen im energetischen Kreislauf des Körpers die Funktion von Schaltkreisen. Dabei dienen sie als Empfangsstationen, Transformatoren und Verteiler der Lebenskraft und stehen in einer sehr engen Wechselbeziehung mit den fünf menschentypischen Energiekörpern. Durch gezielte Reinigung kann die

Funktion der Chakren entscheidend verbessert werden. Dabei bestimmen Größe und Schwingungsfrequenz die Menge und Qualität der Energien, die aufgenommen und in den energetischen Körpern verteilt werden. Die wichtigsten Energieformen werden dabei über das Wurzel- und über das Scheitelzentrum aufgenommen. Zwischen diesen beiden Energiezentren verläuft die Sushumna. Das ist der energetische Superhighway, über den alle Energiezentren mit Lebenskraft versorgt werden. Die Kraft, die durch Sushumna fließt, trägt den Namen Kundalini. Sie repräsentiert die kosmische Schöpfungsenergie, auch Shakti genannt. Bei den meisten Menschen fließt die Kundalini-Kraft allerdings nur schwach durch die Sushumna.

Mit wachsender Bewusstseinsentwicklung steigert sich die Kundalini zu einem Strom, der durch den Wirbelkanal fließt, und aktiviert und heilt die einzelnen Energiezentren. Somit steht die Entwicklung unseres Bewusstseins in direktem Zusammenhang mit der energetischen Frequenz, mit der Prana in unserem Körper schwingt.

Es gibt ein Buch, die *Hatha Yoga Pradipika*, die diesen Praktiken gewidmet ist. Das Ziel jeder Yogapraxis wird darin wie folgt beschrieben: »Es ist die Bemühung, die im Wurzel-Chakra ruhende kosmische Energie zu erwecken und sie entlang der Chakren nach oben aufsteigen zu lassen. Wenn Prana beginnt, frei und ungehindert zu fließen, reizt das die Kundalini, in Sushumna nach oben zu steigen. Dabei öffnet die Kundalini eine Reihe von Chakren (Energiezentren) und ermöglicht die Freisetzung von Lebenskraft. Erreicht die Kundalini schließlich das Scheitelzentrum (Sahasrara), so ist jener Zustand jenseits von Raum und Zeit erreicht, den die Yogis ›Samadhi‹, Erleuchtung, nennen. Befreiung (Mukti) wird möglich. Der Kreis ist geschlossen.«

Neben Sushumna gibt es noch zwei weitere Energiekanäle, Ida
und Pingala. Zusammen sind diese drei die wichtigsten Energiekanäle im menschlichen Körper. Wenn die Energie von den
Nasenöffnungen entlang Ida und Pingala durch den Körper bis
zum Beckenboden fließen kann und von dort über Sushumna
wieder zurück nach oben, dann wird der Körper von einer Lebenskraft getragen, die von der Erfahrung innerer Festigkeit
und lebendiger Stabilität gekennzeichnet ist. Wir fühlen uns in
Harmonie und Einklang mit unserer Lebenskraft.

Sushumna Nadi

Traditionelle Texte berichten, dass Sushumna an der Basis der
Wirbelsäule, im Muladhara Chakra, entspringt, und entlang der
Wirbelsäule bis zur Kopfspitze hin verläuft, wo sie in das Schei-
tel-Chakra einmündet. Auf dem Weg nach oben stößt sie auf
den Mastaka Granthi oder Kopfknoten, wo sich die Sushumna
in zwei Zweige aufteilt.

Der Hauptzweig wandert weiter nach oben, wo er zwischen
den Augenbrauen das Stirn-Chakra durchstößt und schließlich
an der Spitze des Kopfes in Brahmarandhra, das Tor zum Absoluten, mündet. Hier kommt es zur Vereinigung Ihrer schöpferi-
schen Kraft mit dem absoluten Bewusstsein und somit zur Freisetzung der kompletten Lebenskraft – Mukti oder Befreiung.

Ida und Pingala

Ida (die Erquickende) und Pingala (die Rotbraune) entsprechen
den Nervenknoten des Rückenmarks: das männliche, erwär-
mende Pingala verläuft rechts und das weibliche, kühlende Ida
befindet sich links. Beide Kanäle winden sich von der Wurzel
der Wirbelsäule ausgehend spiralförmig um Sushumna, die

dem physischen Rückenmark entspricht, und enden in den beiden Nasenlöchern.

Kundalini

Die Kundalini ist die größte menschliche Energie.
Wenn wir Kundalini erwecken, beginnen wir uns komplett
zu verändern. Wir werden gelassen und souverän.

(Osho)

Das Wort Kundalini stammt vom Sanskritwort »Kundala«, was soviel wie »Ring« oder »Spirale« bedeutet, jedoch meist als Schlange interpretiert wird. Schon früheste archäologische Funde belegen die Verwendung von Schlangensymbolik zur Darstellung göttlicher Urkraft. Die Schlangenkraft fungiert in fast allen Frühkulturen menschlicher Entwicklungsgeschichte als Hinweis auf die Fruchtbarkeit der Mutter Erde. Und überall auf der Welt treffen wir auf die Schlange als Symbol geistiger und körperlicher Heilung. Des Weiteren werden Weisheit, Erleuchtung und Erlösung mit dem Schlangensymbol assoziiert.

Häufig finden wir eine Schlange, die sich selbst in den Schwanz beißt. Es ist ein uraltes Symbol für die mystische Kehrtwendung, eine Umkehrung der Aufmerksamkeit um 180 Grad. Die Schlange ist sich selbst zugewandt, das Bewusstsein ist auf sich selbst zurückgefallen. Das Gleiche geschieht auch bei der Erleuchtung: Deine Energie richtet sich auf dich selbst. Der Kreis wird geschlossen. Wir erleben den ursprünglichen Zustand, in dem noch keine Gegensätze und noch keine Unterscheidungen existieren. Es ist der Urzustand der Einheit.

Die Kundalini steht also symbolisch für das gesamte Energiepotenzial, für all unsere Möglichkeiten. Symbolisiert wird dieser Zusammenhang durch eine schlafende Schlange, die in unerwecktem Zustand zusammengerollt an der Basis der Wirbelsäule, im Muladhara Chakra, ruht. Alle Methoden zur Erweckung der Kundalini sind Methoden, um unser volles Potenzial zu entfalten. Kundalini ist menschliche Energie, von der, wie bereits angedeutet, meist jedoch nur ein kleiner Teil aktiv ist. Erwecken wir die Energie, so heißt es, schlängelt sie sich entlang des zentralen Energiekanals, Sushumna Nadi, nach oben.

Die Schlangen-, Erkenntnis- oder Kundalini-Kraft ist also die Energie der Sushumna. Fließt Prana frei, so bilden sich in Ida und Pingala die Kraft, die göttliche Urenergie der Kundalini im Körper des Menschen zu entfalten, diese nach oben steigen zu lassen und die verschiedenen Chakren, also Bewusstseinsebenen, zu aktivieren.

Karma

Jede Handlung hat Konsequenzen. Diese Folgen betreffen nicht etwa irgendein fernes zukünftiges Leben, sondern das Hier und Jetzt. Handlungen und Konsequenzen sind fortlaufend. Samen zu sähen, die Pflanzen wachsen zu sehen und später die Früchte zu ernten, stellt beispielsweise eine in sich verflochtene Abfolge von Ereignissen dar. Was mit dem Sähen beginnt, wächst langsam heran und kann eines Tages geerntet werden. Mit Handlungen ist es genauso. Jede Handlung hat eine Konsequenz, und diese bekommen Sie unweigerlich serviert. Manchmal mit Zeitverzögerung, ein andermal unmittelbar. Was immer Sie tun, enthält in sich bereits die Folgen.

So sind auch in unserem Körper alle Erfahrungen, die wir gemacht haben, gespeichert – alles, was wir je gedacht, gesagt oder getan haben. Karma bedeutet Handlung/Wirkung. Um eine Handlung aufzulösen, müssen wir an ihren Ursprung zurückgehen.

Alle Erinnerungen befinden sich in unserem Körper; sie sitzen nicht nur als Erinnerungen im Kopf, sondern auch als Abdrücke in den Zellen sowie im Bindegewebe des physischen Körpers. Die Erinnerungen leben in den Hüftgelenken, den Knien, den Stimmbändern, den Ohren, und sie leben darin, wie Sie Ihr Essen verdauen. Sie leben in der Art, wie die Lungen atmen und das Herz schlägt.

ACHTUNG YOGI! *Inmitten der Asana-Praxis tauchen karmische Reaktionen auf. Sie manifestieren sich subtil, als ein Schmerz in den Hüften oder in einem Schnappen nach Luft. Verschiedene Asanas sprechen unterschiedliche Beziehungen an. Durch das Praktizieren von Asanas können wir diese Beziehungen erreichen und konfliktreiche Aspekte lösen. Wenn wir merken, welche Probleme wir in der Praxis haben, kann uns das einen Hinweis darauf geben, in welchem Chakra sich Blockaden befinden.*

Hier sind einige Beispiele für mögliche Zusammenhänge zwischen Asana und Beziehung:

- Wenn wir Schwierigkeiten in den stehenden Haltungen haben oder dabei, in Balancehaltungen Stabilität zu finden, kann das auf Probleme mit Mutter und Vater, der Arbeit oder mit den Finanzen hinweisen.
- Verspannungen oder mangelnde Kraft in den Beinen weist häufig auf einen Mangel an Verwurzelung, Stabilität oder Ausgeglichenheit im Allgemeinen hin.
- Schmerzende oder sehr steife Hüften in Verbindung mit Verspannungen im Unterbauch können auf ungeklärte Probleme mit sexuellen Partnern zurückgeführt werden.
- Chronische Schmerzen im Halsbereich stammen möglicherweise von einer abwertenden Haltung uns selbst gegenüber,

sie beziehen sich auf das Selbstwertgefühl und die eigenen Begabungen.

– Verspannungen in Schultern und Nacken weisen auf unterdrückten oder aufgestauten Ärger, Wut oder Feindseligkeit hin.

– Eine Verspannung im Zwerchfell zeigt an, dass die Atmung chronisch eingeschränkt ist oder zurückgehalten wird – oft verbirgt sich dahinter der Versuch, das Auftauchen unberechenbarer Emotionen zu verhindern.

Körperliche Verspannungen geben uns somit Hinweise darauf, in welchen Beziehungen Energie gebunden wird und wo unser Potenzial eingeschränkt ist. Durch bewusste Körperarbeit können wir diese Körperregionen wiederbeleben, mobilisieren und blockierte Energien freisetzen.

Energie:
Prana – Chi – schöpferische Lebenskraft

Every Breath You Take

(Sting)

Durch Atmen füllen Sie sich nicht nur mit Luft, die Sie brauchen, um sich mit wichtigen chemischen Elementen zu versorgen. Luft ist auch ein Medium, über das Sie Energie in sich aufnehmen. Östliche Kulturen nennen diese Energie »Prana« oder »Chi«, andere bezeichnen sie als »Elan vital«. Luft ist materiell, Prana ist feiner. Auch wenn Prana sich nicht materiell feststellen lässt, kann man die Auswirkungen spüren.

Kranke Menschen oder Menschen, die sich energielos fühlen, haben fast immer die Fähigkeit verloren, Prana zu speichern.

Luft holen – Energie durch Atmen

Sie haben mehr Energie zur Verfügung, wenn Sie, statt gewohnheitsmäßig in den Brustraum zu atmen, den Atem bis tief in die unteren Lungenspitzen bringen. Das Zwerchfell unterstützt Sie dabei. Beim Einatmen kontrahiert das Zwerchfell nach unten zum Bauch hin und wird flach wie ein Pfannkuchen. So entsteht Raum, in dem sich die Lungen ausdehnen können. Durch diese Technik schaffen Sie mehr Oberfläche, durch die der Sauerstoff an die Blutkörperchen abgegeben wird. Beim Ausatmen wölbt sich das Zwerchfell nach oben und hilft so, die verbrauchte Luft auszustoßen.

Mundatmung

Atmen Sie durch den Mund, werden Sie schnell feststellen, dass die Luft nicht tief in Ihre Lungen kommt, sondern nur den oberen Brustbereich mit Sauerstoff versorgt. Das Zwerchfell bleibt nahezu unbeweglich. Durch die Nase zu atmen dauert zweifelsohne zwar länger – aber dadurch können Sie tiefer atmen und auf diese Weise Ihren Körper verstärkt mit Sauerstoff anreichern.

Nachteile der Mundatmung

Wenn Sie durch den Mund atmen, ist es schwerer, Prana, das heißt Energie, im Körper zu speichern. Diese kann nur aufnehmen, wer rezeptiv, also entspannt und damit aufnahmefähig ist.

Atmen Sie durch den Mund, wird Ihnen schneller schwindlig, da sich zu viel Sauerstoff im oberen Teil des Körpers konzentriert.

Durch die Mundatmung gerät man zudem leicht unter emotionalen Druck. Denn diese Art der Atmung verbindet unser System automatisch mit einer Not- oder Stresssituation.

Nasenatmung

Sie werden sich höchstwahrscheinlich ruhiger, entspannter und ausgeglichener fühlen, wenn Sie durch die Nase atmen.

Durch die Nasenatmung strömt der Atem nicht nur tiefer in den Körper hinein. Auch das Gehirn wird stimuliert, denn der Atem steigt zunächst nach oben, wobei oben im Bereich der Nasenwurzel ein Wirbel entsteht, der den Kopf kühlt. Das tut besonders gut, da dieser durch zu vieles Denken bei den meisten Menschen im wahrsten Sinne des Wortes »heißgelaufen« ist.

Zudem wird durch die Nasenatmung ebenfalls die Wirbelsäule stimuliert. Sie bewegt sich nämlich bei jeder Ein- und Ausatmung. Tatsächlich ist der Atem eine sehr effektive, preiswerte und jederzeit verfügbare Art der Massage, mit der Sie besser als mit den Händen an die entlegensten Winkel Ihres Körpers gelangen und sie von Spannungen befreien können.

Drei Übungen für Sie und Ihre Nase

DO IT: 1. Die Atmung verlangsamen

Zählen Sie die Sekunden, die Sie zum Ein– bzw. Ausatmen brauchen, und verlängern Sie diesen Zeitraum allmählich.

Bitte beachten Sie: Sobald Sie sich verkrampfen, haben Sie Ihr momentanes Limit erreicht.

PRANA

Leben ist Energie, bzw. Bewegung von Energie auf verschiedenste Arten und in vielen Formen. Physikalischen Gesetzen folgend geht in diesem Universum niemals Energie verloren. Sie wird lediglich in eine andere Form umgewandelt werden. Und auch unser Körper unterliegt diesem Gesetz. Wir nehmen Energie über Nahrung und Atmung auf, speichern sie und wandeln diese in Lebenskraft um. Diese Lebenskraft wird im Yoga »Prana« genannt und stellt die Urquelle aller Energieformen dar. Eine ihrer Erscheinungsformen ist der Atem, über den wir mit jedem Atemzug Prana in den Körper aufnehmen.

DO IT: 2. Energie speichern

Über den Atem können Sie auch Prana-Energie in Ihrem Körper speichern. Zu diesem Zweck sollten Sie durch die Nase atmen und Energie überall dorthin schicken, wo Sie sich müde fühlen, oder in Körperteile, von denen Sie wissen, dass Sie diese in nächster Zeit besonders beanspruchen werden. Hier stellen Sie sich während einer Atempause vor, wie sich das Prana ausbreitet.

DO IT: 3. Energiekreislauf durch Atmen

Visualisieren Sie Prana als weißes Licht. Atmen Sie nun aus, und stellen Sie sich vor, Prana ströme dabei zunächst durch Ihren Kopf, dann an der Vorderseite Ihres Körpers hinunter bis zu Ihrem Perineum, dem Damm. Während Sie einatmen, fließt von hier aus die Energie Ihre Wirbelsäule hoch, durch Ihren Kopf, in den Himmel.

Die Extra-Portion Energie

Mit den folgenden Atemübungen erhalten Sie die Möglichkeit, Ihre Müdigkeit in kürzester Zeit zu vertreiben, den Verstand hinter sich zu lassen und die wilde, unberechenbare Energie des Lebens zu spüren. Die Übungen lassen sich auch hervorragend vor Ihrer Yogapraxis oder vor Beginn einer ruhigen Meditationstechnik anwenden.

DO IT: Atmen wie ein Hund

Hecheln Sie wie ein Hund. Die Zunge sollte leicht und locker aus dem Mund hängen. Der Effekt: Sie werden weniger ängstlich sein, weniger Ihren Gedanken verhaftet und mehr mit Ihrer Energie verbunden sein.

DO IT: Atmen wie ein kleiner Vogel

Formen Sie Ihren Mund wie einen Vogelschnabel, und atmen Sie 15 Sekunden lang in schnellen Zügen stoßweise ein und aus, während Sie mit weit aufgerissenen Augen neugierig umherschauen.

DO IT: Bhramari, der Ton der Hummel

Bei der indischen Bhramari-Atmung erzeugen Sie, während Sie ausatmen, das Geräusch einer Hummel. Gegenüber den zwei vorhergehenden Übungen braucht es eine gewisse Grundentspannung, bevor Sie diese Übung praktizieren sollten, denn erst dann kann Sie in ihrer besonderen Art und Weise den Körper erfrischen und Sie für neues Denken, Fühlen sowie für mehr Achtsamkeit öffnen.

Wählen Sie eine aufrechte Sitzposition. Stützen Sie die Hände auf Ihre Oberschenkel, sodass Sie mit Hilfe der Handflächen Ihre Ellenbogen nach außen drücken und auf diese Weise in

Ihrem Brustraum Platz schaffen. Die Lippen, nicht aber Ihre Zähne, sollten sich leicht berühren, während Sie mit einem brummenden Geräusch sanft durch den Mund ausatmen. Finden Sie nach und nach, bei jeder Ausatmung neu, den Brummton einer dicken Hummel. Das Brummen kann so bei jeder Ausatmung harmonischer und tiefer werden. Erlauben Sie Ihrer Einatmung anschließend, Ihren Körper wieder mit Sauerstoff und Energie zu versorgen, genau in dem Maße, wie er es nun für richtig hält.

Lassen Sie sich 9 entspannte Atemzüge lang Zeit, damit dieses Brummen sich in Ihrem Körper ausdehnen kann.

Widmen Sie die ersten 3 Ausatmungen insbesondere dem Inneren Ihres Kopfes sowie Ihres Halses.

Bei den nächsten 3 Atemzügen berührt das Brummen vor allem das Innere Ihrer Wirbelsäule. Während der letzten 3 Atemzüge richten Sie Ihre Achtsamkeit auf Ihren gesamten Körper.

Sie können diese Atmung auch im Stehen oder im Liegen mit aufgestellten Füßen praktizieren. Wenn Sie sie im Stehen oder Liegen ausführen, atmen Sie bis in Ihre Füße aus. Geben Sie den Füßen die Erlaubnis, sich am Ende der Ausatmung, das heißt am Ende Ihres Brummens, so auszudehnen, dass Sie einen besonders sanften und dadurch besonders intensiven Kontakt mit dem Boden herstellen.

Bleiben Sie nach dieser Übung mindestens für 15 Minuten in Meditation sitzen, stehen oder liegen. Falls das nicht möglich sein sollte, ruhen sie sich zumindest einige Minuten lang aus, und richten Sie Ihre Achtsamkeit auf die Weite, die in Ihrem Körper entstanden ist und sich jetzt in der Ruhe noch weiter ausdehnt.

DO IT: Bhramari, die tibetische oder Herzversion

Aus Tibet gibt es eine sehr schöne Bhramari-Version, die insbesonders darauf zielt, den Kopf und damit auch das Denken zu entspannen. Sie hilft uns auf wunderbare Weise, aus dem Kopf zum Herzen zu kommen, sodass dieses wieder mehr die Führung in unserem Leben übernehmen kann.

Reiben Sie Ihre Handflächen so lange aneinander, bis die Hände mit Wärme aufgeladen sind. Legen Sie Ihre warmen und entspannten Hände flach auf Ihre Schultern, sodass Ihre Fingerspitzen zum Hals zeigen. So kann sich der Brustkorb öffnen. Die Ellenbogen zeigen seitlich nach außen. Während Sie einatmen, führen Sie Ihre Handflächen langsam über Ihre Wangen und Stirn bis zu Ihrem Scheitel. Nehmen Sie für eine kleine Weile die Pause zwischen Ein- und Austamung wahr. Wenn Sie jetzt, während Sie langsam und entspannt ausatmen, mit dem Brummen beginnen, führen Sie Ihre Handflächen – von den Handballen bis zu den Fingerspitzen – über Ihre Ohren und Ihren Hals hinunter, bis sich Ihre Handflächen vor der Brust berühren. Nehmen Sie eine kleine Pause zwischen Aus- und Einatmung wahr. Führen Sie jetzt wieder Ihre Hände die Ellenbogen zu den Seiten zeigend auf Ihre Schultern ...

Nach 9 Runden richten Sie Ihre Aufmerksamkeit auf Ihr Herz und lassen das entstandene Gefühl von Weite sich im Körper und darüber hinaus ausbreiten.

Energie in Schwung bringen

Energie lebt durch ständiges Sich-Ausdehnen und Sich-Zusammenziehen. Die Zeit, in der wir einatmen, ist die Zeit, in der wir wahrnehmen und fühlen.

Beim Einatmen erhält die Energie durch unsere Wahrnehmung eine Richtung und eine Form. Im Ausatmen lösen sich

Formen, Vorstellungen oder Gefühle wieder auf. Es befreit uns von unseren Begrenzungen.

DO IT: *Atmen Sie* aus. Lassen Sie alles, was Sie gerade noch gefühlt haben, heraus. Atmen Sie ein, und verbinden Sie sich dabei in Ihrer Vorstellung mit allem, was Sie um sich herum wahrnehmen.
Stellen Sie sich vor, Ihr Körper dehne sich beim Ausatmen unbegrenzt aus und kehre beim Einatmen wieder in seine ursprüngliche Form zurück.

Die Rolle des Atems im Yoga

Auf der physiologischen Ebene nährt die Einatmung die Zellen und ermöglicht den Aufbau von Körpergewebe, während die Ausatmung die Beseitigung und Reinigung der Zellen sicherstellt. Mit dieser Reinigungsfunktion schützt die Ausatmung den Körper vor physischer und energetischer Verunreinigung.

Atmung ist nicht nur ein physikalischer oder chemischer Prozess. Sie ist vielmehr das Verbindungsglied zum emotionalen Zustand des Geistes. Mentale Aktivität erzeugt die gleichen Variationen im Atem wie eine erhöhte körperliche Aktivität. Nehmen wir zum Beispiel die Reaktion des Atems während eines bewegten Traums: Die Kraft des Geistes hat einen großen Einfluss auf die Energie des Atems. Die alten Yogis haben diese Wechselwirkung zwischen den Schwankungen des Geistes und der Kraft des Atems schon vor Tausenden von Jahren beobachtet.

Im Alltag verwenden die meisten Menschen nur rund 30 Prozent ihrer eigentlichen Atemkapazität. Deshalb fühlen sich viele von uns müde, schwindelig oder schläfrig. Der Körper ist oft

schwach und die Verdauung sehr langsam. Um unsere physiologischen Funktionen zu optimieren, ist es also konsequent,
unsere Atemkapazität zu erhöhen. Gerade deshalb ist der Atem
im Yoga wichtig. Hier ist es möglich, mit Hilfe von einfachen
Körperhaltungen, Bewegungen und Atemtechniken die Atemkapazität wesentlich zu erhöhen.

Yoga ist eine logische und effiziente Entwicklung unserer Ge-
samtpersönlichkeit. Es ist ein Prozess, der vor langer Zeit von
Patanjali (Yogasutra II.29) erklärt wurde: *Ein Übender, ein
Yogi, sollte zunächst sicherstellen, dass seine Beziehungen zur
Umwelt und zu anderen Menschen friedvoll sind (Yama), er
sollte einer inneren Disziplin folgen (Niyama), den Körper
durch die Hilfe von Körperhaltungen entsprechend vorbereiten
(Asana), und dann erst ist die Praxis der kontrollierten Atmung
möglich (Pranayama).*

Asana bereitet den stabilen Grund für die subtilen Prozesse der
Atmung. Für eine gut gestaltete Yogapraxis sind deshalb immer körperliche Vorbereitungen notwendig, um dann sicher
kontrollierte Atemtechniken durchzuführen und die Vorteile
einer verbesserten Atemkapazität und eines ruhigen und stabilen Atemflusses zu genießen.

ACHTUNG YOGI! *Ein unruhiger Geist ist immer von einem un-
ruhigen Atem begleitet. Aus dieser Erkenntnis wächst die Ein-
sicht, dass wir ruhiger werden, wenn wir ruhiger atmen. Für den
modernen Menschen ist bewusste Atemkontrolle vielleicht das
beste Instrument, um die Gedankenaktivität zu beruhigen, Stress
zu reduzieren und zunehmend Klarheit und Stabilität im Denken zu
erzielen.*

Atem und Achtsamkeit beim Üben

In der Tradition des indischen Yoga-Meisters Krishnamacharya schwingen Atem und Bewegung in perfekter Synergie mit Bewegung. Jede Bewegung in einer Asana wird durch eine entsprechende Atemphase begleitet.

ACHTUNG YOGI! *Körperhaltungen mit Bewegungen zur Weitung der Brust werden in der Regel während der Einatmung durchgeführt. Haltungen mit Bewegungen, welche den Bauch komprimieren (Vorwärtsbeugen oder drehende Körperhaltungen), werden während der Ausatmung durchgeführt. Dies gilt auch im Sitzen. Im Sitzen führt die Einatmung in die Brust, ebenso wie die Ausatmung, durch Einziehen der Bauchmuskulatur zu einer vertikalen Streckung der Wirbelsäule. Die daraus resultierende Weite in der Brust und die Beweglichkeit des Bauchs verschaffen schließlich maximale Atemkapazität.*

ACHTUNG YOGI! *In der Asana versuchen wir, die zwei Qualitäten Achtsamkeit und Entspannung zu erzielen (YS II.46). Den wertvollsten Hinweis darauf, dass diese feine Balance gewahrt ist, gibt uns die Qualität des Atems. Ein langer, ruhiger und feiner Atem ist der beste Indikator für Stabilität und Komfort (»sthiram sukham«). Zusätzlich wirkt die Qualität des Atems auf die feinstofflichen Körper und die subtileren Energien des Übenden.*

Die Praxis der kontrollierten Atmung

Durch die bewusste Verbindung zwischen Asana und Atem erreicht der Übende einen Grad an Konzentration und Achtsamkeit im Handeln, die weit über das Tagesbewusstsein der meisten Menschen hinausreicht. Pranayama entwickelt jene Qualität des Atems, in der die Phasen der Ausatmung, der Einatmung und der Pausen bewusst durchgeführt werden (YS II.49). Der Atem wird von einem unbewussten Zustand zu einem bewussten und von einem unregelmäßigen Muster zu einem regelmäßigeren übergeführt.

Das Bewusstsein für die vier Atemphasen (Ein- und Ausatmung sowie die dazugehörigen Pausen) und ein besseres Gefühl für die Tiefe des Atems sowie seine Dauer kann zu einer sehr feinen und immer subtileren Atmung führen (YS II.50). Länge und die Qualität der Feinheit sind die positiven Folgen einer guten Atempraxis. Indem der Atem feiner und ruhiger wird und der Geist immer klarer und konzentrierter, entsteht ein fruchtbarer Grund für Achtsamkeit und Meditation.

Die Techniken des Pranayama

Bevor wir versuchen, die Techniken des Pranayama zu erforschen, sollten wir unsere Motivation überprüfen – im Yoga »Sankalpa« genannt. Hier lohnt es sich zu berücksichtigen, dass Yoga kein Wettbewerb ist. Wir sollten unsere Grenzen respektieren und unsere Kapazitäten sanft ausbauen. Als Übende brauchen wir die richtige innere Haltung (Bhavana) und die adäquate körperliche und mentale Vorbereitung, um Pranayama zu üben und zu lernen, den Atem zu kontrollieren.

Ein erster Schritt beim Erlernen der Atemkontrolle ist die Beobachtung des natürlichen Atems. Wir müssen zunächst beobachten, wie unser Atem derzeit fließt, bevor wir ihn zu kontrollieren versuchen.

DO IT: Den Atem beobachten

Legen Sie sich auf den Rücken, oder setzen Sie sich bequem und aufrecht hin. Schließen Sie Ihre Augen. Spüren Sie, wie diese sich langsam entspannen. Nun beobachten Sie, wie die Anspannung langsam den Rest des Körpers verlässt. Legen Sie die rechte Hand auf den Bauch, und beobachten Sie, wie sich der Bauch hebt und senkt, wenn Sie die Luft in den Körper ein- und wieder ausatmen. Nun legen Sie die linke Hand auf den Brustkorb. Jetzt können Sie bemerken, wie sich die Brust beim Ein- und Ausatmen hebt und senkt. Achten Sie auf beide Hände, und beobachten Sie, welche Hand sich jeweils zuerst und welche sich stärker bewegt. Hören Sie ganz genau zu, wenn die Luft in den Körper hineinströmt und ihn wieder verlässt. Atmen Sie durch die Nase ein und aus, und lassen Sie bei jeder Ein- und Ausatmung ein feines, sanftes Rauschen entstehen. Verschließen Sie dafür leicht die Muskeln der Stimmritze. Beginnen Sie jetzt bewusst, Ihre Ausatmung zu vertiefen.

Nach einiger Zeit erlauben Sie nach jeder Ausatmung eine kleine Pause, bis die Luft von alleine wieder durch die Nase in den Körper strömt. Halten Sie den Atem nicht gewaltsam an, machen Sie lediglich eine kleine anstrengungslose Pause, bis Sie wieder ganz spontan einatmen.

Wiederholen Sie diese Übung ein paar Mal. Beobachten Sie in der Atempause genau, was in Ihrem Inneren passiert. Spüren Sie unter die Oberfläche. Genießen Sie mit jeder Einatmung das Gefühl, entspannter und lebendiger zu werden. Nehmen Sie wahr, wie Sie mit jeder Ausatmung Körper und Geist von

mentalen Bedrängnissen (Samkaras) befreien. Beobachten Sie,
wie mit jeder Ausatmung der Körper entspannt und der Verstand klarer und ruhiger wird.

Beginnen Sie nach einiger Zeit, wieder tiefer zu atmen, gähnen
Sie, seufzen Sie, räkeln und strecken Sie sich, und lassen Sie
dem Atem wieder freien Lauf.

Wenn Sie soweit sind, öffnen Sie die Augen, und kehren Sie
langsam zurück.

Atmung zur Klärung des Verstandes

Einfach ausgedrückt ist Pranayama bewusstes Atmen. Wenn die
Asanapraxis abgeschlossen ist und Sie entspannt sind, sind Sie
bereit für Pranayama.

Die ganze Bewusstheit richtet sich auf den Atem. Für 8 bis 24
Atemzyklen werden Techniken wie verlängerte Ein- oder Aus-
atmung, wechselseitige Nasenlochatmung, Tönen, Atempausen
(Kumbhaka) und Bandhas eingesetzt werden.

Pranayama kann als Reinigungsübung betrachtet werden.
Durch die bewusste und tiefe Atmung wird die Hitze im Körper
erhöht und dadurch körperliche und energetische Blockaden
verbrannt. Energie (Prana) kann wieder freier durch den gesamten Körper fließen und dort Bewusstheit schaffen.

In den yogischen Schriften heißt es, dass die meisten Blockaden
in der Körperbasis zu finden sind. Das ist der Ort, an dem die
linken und rechten Nadis (Ida und Pingala) in den Zentralkanal
(Sushumna) eintreten, also am unteren Ende der Wirbelsäule.

Daher gilt es, die Basis des Körpers zu stärken und diese dann
in die Hitze des Systems zu heben. Körperhaltungen, Atem-
arbeit und der Einsatz von Bandha (Körperverschluss) leisten

dies. So wird etwa nach der Ausatmung die ganze Region zwischen den Beinen bewusst angespannt und leicht nach innen und oben gezogen (Mula Bandha). Die Basis der Körpers und der Rücken werden dadurch zunehmend gestärkt und der Oberkörper wird leichter und weiter.

Die Einatmung wird zu einer nach unten gerichteten Bewegung eines sanften Fühlens in die Stärke der Körperbasis. Dadurch wird die Bewegung des Prana, der Lebenskraft, aus dem Herzen (Hrid) hin zur Basis ermöglicht.

Die Hitze im ganzen System nimmt zu und bewegt sich in Richtung Basis. Die Ausatmung ist eine aufwärtsgerichtete Bewegung der Lebenskraft. Sie wird begleitet von einem Gefühl der Stärke und des Loslassens in der Körperbasis. Sie steigert die Hitze und hält die Blockaden der Körperbasis im Feuer.

Die abwärts gerichtete Bewegung des Prana energetisiert Apana, diejenige Energie, die für die Ausscheidungsfunktionen verantwortlich ist. Oben und Unten verschmelzen und vereinigen sich im Hrid (Brustraum).

Durch Bandha, die gleichzeitige Anspannung von Muskeln im Becken und Halsraum sowie die Aktivierung innerer Körperbewegungen in Verbindung mit bewusster Atmung, werden die Blockaden in der Körperbasis verbrannt. Beim gleichzeitigen Praktizieren von Asana und Pranayama ist die gesamte Körperbasis in Form des Mula Bandha (Wurzelverschluss) und des Uddiyana Bandha (aufstrebendes Siegel) aktiv. Beim Jalandhara Bandha (Kinnverschluss) arbeiten der gesamte Rücken, die Arme und Hände, der Nacken und der Kopf in einem perfekten System zusammen, welches den obere Brustkorb und die Kehle weitet.

Selbst ohne die bewusste Aktivierung dieser Bandhas werden die Muskelgruppen als Qualität bestimmter Asanas entsprechend aktiviert und können so gefühlt werden. Die weiblichen, empfangenden Qualitäten werden mit der männlichen Stärke verschmolzen. Dabei werden Blockaden, die durch unsere Reaktionen auf Erfahrungen entstanden sind, beseitigt.

Ein kraftvoller Fluss von Prana aus den beiden zweitrangigen Nadis Ida und Pingala Sushumna wird ermöglicht. Dieser Energiekanal ist strahlend und sehr feinstofflich. Er bewegt sich von der Basis zur Krone und zurück ins Herz.

Der Atem beruhigt und reinigt Körper und Verstand. Wir werden ganzheitlich bewusst. Somit ist Bandha ein sehr effizientes Mittel, um körperliche, energetische und mentale Blockaden zu beseitigen.

ZENTREN DER ENERGIE

Der Volltreffer:
Hit the Hara

In der yogischen Tradition hat man sich meist nur sehr wenig mit dem Hara befasst. Aber ganz besonders der Kontakt zum Hara kann uns dabei unterstützen, Achtsamkeit in der yogischen Praxis und auch in unserem Leben zu etablieren. Im Gegensatz zur yogischen Tradition, die mehr das feurige, männliche Prinzip betont, darf man sagen, dass der Fokus auf das Hara einen eher kühlenden Effekt hat.

Das Hara ist der ultimative Ort, um Energie zu sammeln. Wenn die Energie nach innen statt nach außen geht, trifft sie unweigerlich das Hara. Je mehr Ihr Hara mit Energie gefüllt ist, desto mehr nehmen Sie sich als Energiephänomen wahr.

Das Hara ist das Hauptzentrum der Energie und gleichzeitig auch das Zentrum Ihres Körperschwerpunktes. Es liegt etwa zwei Finger breit unter Ihrem Bauchnabel. Wenn Sie Ihr Bewusstsein dorthin verlagern, werden Sie feststellen, dass – egal was Sie machen, wie auch immer Sie sich bewegen, was immer Sie denken – dieser Ort in Ihrem Bauch bestehen bleibt. Das Bewusstsein selbst bewegt sich nicht. Es ist immer da. Mit dem Bewusstsein auf das Hara erhalten Sie einen unmittelbaren Zugang zur Energie.

Wenn Sie in Ihrem Hara verankert sind, werden Ihre Bewegungen leichter. Und auch die Menschen um Sie herum werden dies sofort bemerken, da Ihre Bewegungen von außen als schön empfunden werden und eine magnetische Ausstrahlung besitzen.

Die meisten Menschen sind mehr im Kopf als im Hara. Das macht sie allein aus statischen Gründen viel instabiler. Denn wenn der Schwerpunkt oben statt in der Mitte liegt, muss der Körper unnötig viel arbeiten, um sich aufrecht zu halten.

DO IT: Yoga ohne Kopf
Stellen Sie sich ab und an vor, Sie praktizierten ohne Kopf. Auf diese Weise lernen Sie, aus dem Moment zu agieren. Sie werden nicht so leicht in Stress geraten. Ihnen steht mehr Energie zur Verfügung, da die Energie, die sonst durch den Kopf gebunden war, jetzt dem ganzen Körper zur Verfügung steht.

DO IT: Jump The Hara – das Känguru
Bringen Sie Ihre Energie in Ihr Hara. Springen Sie auf und ab, und verstärken Sie dadurch Ihre Hara-Energie.

DO IT: Centering durch rhythmisches Schwingen
Setzen Sie sich so hin, dass Sie Ihre Sitzknochen gut spüren. Schwingen Sie dann langsam mit Ihrem Oberkörper um Ihr Hara. Das Hara ist das Zentrum, um das Sie sich spiralförmig bewegen. Vielleicht hilft es Ihnen, beide Hände auf die Höhe Ihres Haras zu legen. Schwingen Sie zu Anfang in größeren Kreisen, und lassen Sie diese dann immer kleiner werden, sodass zum Ende hin das Schwingen von außen kaum noch wahrgenommen werden kann.

Mit dem Hara atmen

Diese Atemtechnik wird Sie zentrieren, denn sie richtet Sie energetisch vertikal aus und lässt Sie Ihren Körper als Einheit spüren.

DO IT: *Atmen Sie* vom Hara angefangen durch Ihre Füße in den Boden aus. Durch Ihre Füße atmen Sie dann in Richtung Hara ein. Vom Hara aus atmen Sie durch den Kopf in den Himmel aus. Vom Himmel durch den Kopf atmen Sie wieder in Ihr Hara ein. Atmen Sie in diesem Rhythmus etwa 9 Runden, bis Sie Ihren Körper als Einheit wahrnehmen.

Frische Energie durch Wringen

DO IT: *Nehmen Sie* einen festen Stand ein, und legen Sie sich ein Handtuch zusammengerollt so zurecht, dass es an beiden Enden umfasst werden kann. Greifen Sie es mit beiden Händen so fest Sie nur können, und drehen Sie es in zwei entgegengesetzte Richtungen, als wollten Sie einen Wischlappen mit Wasser auswringen. Hierdurch entsteht eine spiralförmige Bewegung, die ausgehend von Ihren Händen Ihre Energie im Hara zentriert und über Ihre Füße in den Boden fortsetzt, von wo aus Sie wiederum frische Energie aufnehmen können.

Hara-Kya

In den japanischen Kampfsportarten stoßen Krieger ein sogenanntes »Kya« aus, wenn sie schnell ihre ganze Energie benötigen. Dieses Kya ist ein Ton, der direkt aus dem Hara kommen sollte. Er kommt einer Explosion gleich, die aus der Mitte des Haras gleichmäßig nach allen Seiten ausbricht und Ihren Körper für Energie zugänglich macht.

DO IT: *Ein Kya* funktioniert nur, wenn Sie es mit Ihrer ganzen Kraft ausstoßen. Sie selbst müssen dabei vollkommen entspannt bleiben. Sobald Sie die Schultern hochziehen, wird es unmöglich, diesen Ton mit voller Wucht aus dem Bauch zu geben.

Hierzu ein kleiner Trick: Pressen Sie während des Rufens Ihren Solarplexus zusammen, so kommt »Kya« leichter aus dem Hara.

ACHTUNG YOGI! *Ihr gesamter Oberkörper sollte entspannt sein, egal was Sie tun. Ihre Kraft kommt aus dem Hara und nicht aus dem Oberkörper. Nur wenn Sie Ihren Oberkörper entspannen, haben Sie Zugang zu Ihrer Kraftzentrale, dem Hara.*

Hara als Ausgangspunkt

Während der Yogapraxis wird ein überdurchschnittlich hohes Energieniveau aufgebaut. Sie sind dann wie ein mit Wasser gefülltes Gefäß mit erhöhtem Wasserdruck. Entsteht ein Loch, kann eine Menge Wasser austreten. Es ist daher eine große Verschwendung, wenn Sie direkt nach dem Yoga Beschäftigungen nachgehen, die Sie wieder schnell aus dem Hier und Jetzt herausbringen. Sie sollten beispielsweise nicht zu viel reden, fernsehen, über Probleme nachdenken, Pläne machen …

Von 180 auf Null und wieder zurück

Der Verstand ist es gewohnt, von Aktivität zu Aktivität zu springen. In dem Moment, in dem Sie Ihre Bewegung plötzlich anhalten, läuft der Verstand im Leerlauf. Er entspannt ebenfalls. Das ist ein genialer Moment für Achtsamkeit! Sie nutzen die durch das Yoga aufgebaute, im Körper zirkulierende Energie, um eine Schnittstelle zum Kosmos herzustellen.

Der große Stopp

Dadurch, dass Sie abrupt jede Aktivität sein lassen, passiert Meditation. Der Verstand ist für einen Augenblick hilflos. Die durch die Yogapraxis aufgebaute Energie, die vorher nach außen gerichtet war, fließt nun mit der gleichen Kraft nach innen.

Sie versorgt Ihren Körper mit allem, was er braucht – besser als Sie es jemals mit Ihrem eigenen Willen könnten. Ihre Energie wird jetzt nicht mehr in Bewegung umgesetzt, sondern bleibt im Körper und erhöht das Ihnen zur Verfügung stehende Energiepotenzial.

DO IT: *Sie können* sich entweder hinsetzen oder sich auf den Boden oder auf eine Liege legen. Wichtig ist nur, dass Sie sich nicht weiter bewegen oder Ihre Haltung korrigieren. Seien Sie absolut passiv. Für einen bestimmten Zeitraum (Empfehlung: 15 Minuten) bleiben Sie in der von Ihnen gewählten Position. *Noch einmal:* Während dieser Zeit gibt es absolut nichts zu tun!

Der große »Stopp« in Ruheposition

DO IT: *Legen Sie* sich auf den Boden. Spüren Sie, wie sich die Bewegung, die vorher äußerlich war, nach innen kehrt und in sich ruht. Lassen Sie Ihren Körper total entspannen. Wenn Sie keinen Unterschied zwischen sich und der Erde spüren, wenn Sie das Gefühl bekommen, Sie verschmelzen mit dem Boden, ist es ein Zeichen von tiefer Entspannung.

Auf dem Boden liegend lassen Sie Ihre Energie in Ihrem Körper zirkulieren. Ihre Energie wird Ihren Körper langsam neu ausrichten. Sie wird Ihren Kreislauf entspannen, den Organen Platz geben, die Gelenke sowie Knochen so arrangieren, dass sie optimal zueinander stehen, und Heilungsprozesse in Gang setzen. Sie tun nichts und bleiben mit Ihrem Bewusstsein innerhalb Ihrer Körperkonturen.

Als letzten Schritt beobachten Sie nur die Fülle, nicht die Bewegung der Energie.

Der große »Stopp« in Sitzposition

DO IT:*Setzen Sie* sich. Bringen Sie Ihren Oberkörper in eine aufrechte Position, entspannen Sie Ihre Atmung, und erlauben Sie
sich, ganz ruhig zu werden. Die Energie, die Sie vorher benutzt
haben, um sich zu bewegen, nutzen Sie jetzt, um speziell Ihre
Körpermitte, Ihr Hara, zu fühlen und sich in ihm zu entspannen.

Der kleine Stopp

DO IT: »Freeze«
Stoppen Sie plötzlich Ihre Bewegungen, und bleiben Sie wie
eingefroren stehen. Beobachten Sie, woran Sie gerade denken,
wie Sie Ihren Körper halten und was Sie fühlen. Hierdurch brechen Sie die Mechanik Ihres Verstandes. Sie können nicht anders als zu beobachten, womit Ihr Verstand beschäftigt ist. Energie, die außerhalb Ihres Körpers floss, kommt zu Ihnen zurück.
Nach einigen Sekunden setzen Sie Ihre sportliche Aktivität fort.

DO IT: Augenstopp kurz: Gedanken von innen wahrnehmen
Jeder Gedanke geht mit einer Augenbewegung einher. Kom-
men Ihre Augen zur Ruhe, so kommen auch Ihre Gedanken zur
Ruhe. Umgekehrt kann dies auch heißen, dass wenn Sie Ihre
Augen bewegungslos halten, es Ihnen nicht möglich ist, in die
Welt der Träume abzudriften.

DO IT: Augenstopp lang: Körper von innen wahrnehmen
Schließen Sie Ihre Augen, und stoppen Sie jede Bewegung Ihrer Augen. Lassen Sie Ihre Augen wie Steine in Ihren Augen-
höhlen liegen. Mit etwas Übung werden Sie in der Lage sein,
Ihren Körper von innen wahrzunehmen. Gleichzeitig entsteht
ein Abstand zwischen Ihnen und Ihrem Körper.

Rock The Chakra
Zum Verständnis der wichtigsten Energiezentren

Chakren sind im Verständnis indischer Yogis Knotenpunkte, in denen Energie unterschiedliche Ausdrucksformen findet. Übersetzen lässt sich das Wort »Chakra« mit »Rad«. Durch Konzentration, durch Berührung oder durch das Hineinatmen in einzelne Chakren können Sie deren spezifische Energien aktivieren. Gerade im Yoga kann das Wissen über diese Zentren und deren bewusster Einsatz Sie wundervoll unterstützen. In Kontakt mit einem Chakra treten Sie, indem Sie Ihre Achtsamkeit auf eine der sieben Körpergegenden richten, die wir hier beschreiben.

Wie beim Hara können Sie sich bei einem Chakra vorstellen, dass es im Zentrum leer ist. Wenn Sie in der Lage sind, in diese Leere hinein zu entspannen, stehen Ihnen die Qualitäten jedes Chakras in seinen verschiedenen Ausprägungen zur Verfügung.

Grundsätzlich können wir die Vorderseite eines Chakras als die aktive Seite bezeichnen, während auf der Rückseite besonders die passiven Qualitäten zu Hause sind. Etwas Wissen über das System der Chakren gibt Ihnen die besten Voraussetzungen, um in Ihrer Praxis mehr Gleichgewicht und Kraft zu erfahren, und es unterstützt Sie dabei, Achtsamkeit in Ihre Praxis zu bringen.

Jedes Chakra ist ein Tor zur Essenzqualität

(Dr. Günther Bayer)

Dieses yogische Chakra-Modell eignet sich besonders für die bewusste Arbeit am persönlichen Wachstum. Dabei geht die therapeutische Wirkung der Heilung der Chakren weit über den Genuss einer Tiefenentspannung hinaus, sollte aber nicht als Therapieersatz missverstanden werden.

Ein Chakra ist ein Filter, der bestimmt, wie wir die Realität wahrnehmen. Unsere Fähigkeit, die verschiedenen Dimensionen der Realität wahrzunehmen, spiegelt sich in der energetischen Leichtigkeit oder Schwere unserer Beziehungen wieder. Die Praxis des Yoga klärt unsere Sicht und heilt uns von der Krankheit des »Getrennt-Seins«.

Zur Heilung der Verletzungen und Blockaden in den Chakren helfen Bewegung, Atmen und Achtsamkeit. Und wenn wir uns selbst aufmerksam beobachten, dann können wir erkennen, welche Verhaltensmuster zu Spannungen in unseren Energiezentren führen.

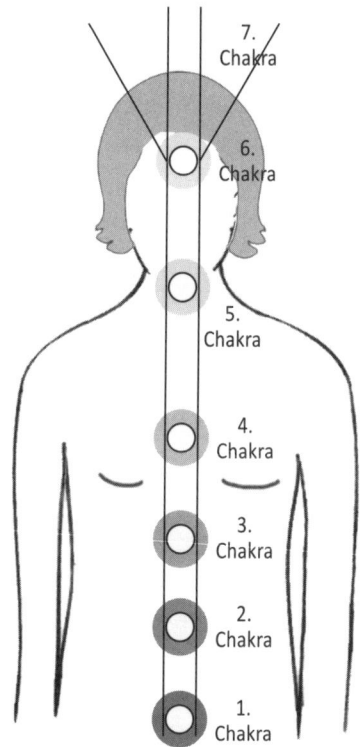

Neben einer Beschreibung der Chakren in Bezug auf Achtsamkeit und ein sogenanntes *Moodboard*, das uns zeigt, welches Chakra vielleicht gerade unser Handeln, Denken und Fühlen bestimmt, möchten wir als weitere Orientierungshilfe ein Modell des Münchner Psychologen und Hypnosetherapeuten Dr. Günther Bayer vorstellen. Es hilft, die Chakren in einem etwas anderen Kontext voneinander zu unterscheiden und soll somit als eine weitere Orientierungshilfe dienen.

Das erste Chakra: Muladhara, das Wurzelzentrum

Farbe: Rot

Hier liegt die Basis Ihrer gesamten Energie. Ein frei fließendes erstes Chakra ist die Voraussetzung für den optimalen Einsatz Ihrer Energie. Diese findet durch das erste Chakra ihre sexuelle Ausdruckskraft, und auch der Überlebenswille wird hier aktiviert. Die Energie dieses Chakras ist aktiv, wenn Sie in Lebensgefahr oder auf der »Jagd« sind. Das erste Chakra korrespondiert mit Ihrem physischen Körper, den Muskeln, Ihren Knochen und Ihrer Haut. Bei Wahrnehmung von Schmerz reagiert das erste Chakra besonders stark.

In Bezug auf Achtsamkeit hilft uns das erste Chakra, Basis zu schaffen; zudem ist es der Ort, der uns immer wieder auf den Boden zurückbringt. Grundsätzlich können wir sagen: Je mehr Energie uns das erste Chakra bereitstellt, desto leichter fällt es uns, Achtsamkeit in unser Leben zu integrieren. Alles, was Sie dazu bringt, Ihren Körper physisch wahrzunehmen, mobilisiert dieses Chakra, insbesondere wenn Sie Ihre Füße gebrauchen. Genau deshalb lege ich Ihnen so oft wie möglich ans Herz, in jeder Asana zu Beginn besonders den Kontakt zu Ihren Füßen und zum Boden zu spüren, um so Ihre Praxis aufzubauen.

ACHTUNG YOGI! *Füße sind wie elektrische Stecker: Wenn Sie gut mit dem Boden verbunden sind, steht uns wirklich ausreichend Energie zur Verfügung.*

Am Anfang der Praxis oder wenn Sie mit Yoga beginnen, konzentrieren Sie sich auf den physischen Körper. Je mehr Sie sich auf die Knochen und Ihre Muskeln fokussieren, desto dichter sind Sie am ersten Chakra und umgekehrt. Anders ausgedrückt: Je mehr Sie Ihre Achtsamkeit auf Ihr erstes Chakra lenken, desto mehr sind Sie mit Ihrem physischen Körper verbunden.

Erstes Chakra nach Dr. Günther Bayer

Im ersten Chakra sind Ihre Überlebensprogramme gespeichert. Psychologisch finden sich die Polaritäten Angst und Sicherheit. Es geht um Urvertrauen und Geerdetsein. Körperlich befindet sich das Chakra im Bereich des Damms, des Beckenbodens. Das Element hier ist Erde.

Das erste Chakra steht für die frühe Ebene der Bewusstseinsentwicklung, und wenn es auf dieser Ebene Verletzungen gab, dann leben Sie mit diffusen Angstgefühlen, mangelndem Selbstbewusstsein oder einer paranoiden Dschungelmentalität. Im schlimmsten Fall herrscht Panik, meist jedoch sind vor allem erhöhte körperliche Spannung und Wachsamkeit kennzeichnend. Das blanke Überleben scheint in Gefahr. Kleinste körperliche Veränderungen erscheinen höchst bedrohlich.

Dabei hatte alles so schön angefangen. Als ein Kind der Essenz waren Sie ursprünglich untrennbar mit der Weite und der Stille verbunden, mit Vitalität und Hingabe, Licht und Liebe.

Sie lebten zeitlos in der Weichheit und Wärme des Mutterbauchs. Schwerelos, still und ohne Bedürfnisse. Doch dann kam der große Schock – die Geburt. Das Paradies war vorbei. Der Überlebensinstinkt sprang an. Die erste Programmierung lautete daher: »Mein Weiterleben ist in Gefahr.« Seitdem schützen uns diverse Muskelverspannungen, Unempfindlichkeit und Abschottung vor tatsächlichem und eingebildetem Schmerz. Zum ersten Mal wurde das Vertrauen in uns und in das Leben erschüttert.

Moodboard

Unausgeglichenes erstes Chakra

Ich verliere mich schnell. Ich mag mich nicht bewegen. Obwohl ich alles habe, habe ich immer wieder Angst um mein Leben. Ich verliere schnell mein Gleichgewicht. Ich kann nicht still sitzen. Ich fühle mich nicht stabil.

Lebendiges erstes Chakra

Ich besitze Ausdauer. Ich fühle mich mit der Natur verbunden. Ich spüre meine Kraft. Ich fühle mich stabil. Mich kann so schnell nichts umwerfen. Ich habe immer genug zu essen. Ich weiß, wo ich stehe. Ich spüre meine Füße. Ich liebe es, zu gehen.

Das zweite Chakra: Svadhisthana, das Steißzentrum

Farbe: Orange

Von hier ausgehend drückt sich Ihre Energie in Emotionen aus. Alles Fühlen findet durch dieses Chakra statt. Freude am Dabeisein oder das Gefühl der Geborgenheit haben hier ihren Ursprung – auf der anderen Seite aber auch die Angst vor Verlassenwerden und Alleinsein. Das zweite Chakra verbindet uns mit den anderen. Es hilft, das zu fühlen, was wir in der Praxis oder einer bestimmten Asana wahrnehmen. Besteht ein guter Kontakt zum zweiten Chakra, ist es möglich, den Körper in den Asanas genauer zu spüren. Es fällt uns somit leichter, in die Positionen hineinzugehen, in ihnen zu verweilen und dabei ihre Qualitäten wahrzunehmen. Im Gegensatz zur Schmerzwahrnehmung, die im Zusammenhang mit dem ersten Chakra steht, geht es hier eher um Ihr Gefühl, wenn Sie einen Eindruck von Enge oder Weite wahrnehmen.

Die beste Nahrung für das zweite Chakra sind alle Gefühle, die uns Freude bereiten. Sie bringen Leben in dieses Chakra und geben Vertrauen in die Beziehung zu anderen Menschen.

Im zweiten Chakra wird deutlich, dass ein Chakra und sein Ausdruck keineswegs statisch sind. Im täglichen Leben haben Sie wahrscheinlich immer wieder erfahren können, dass Sie zu bestimmten Zeiten Nähe brauchen und zu anderen Zeiten Distanz. Beides ist wie das Ein- und Ausatmen; beide Bedürfnisse gehören zusammen und sollten auch in unserer Praxis mit Leben gefüllt werden.

Zweites Chakra nach Dr. Günther Bayer

Hier geht es darum, ob sich ein Mensch zutiefst und selbstverständlich als Mann oder Frau fühlt. Sinnlichkeit und Geschlechtsidentität sind hier zu finden. Körperlich befindet sich das zweite Energiezentrum im unteren Bauch. Sein Element ist das Wasser.

Daneben entscheidet sich in diesem Bereich, wie man mit den beiden Polen Alleinsein und Nähe umgeht. Ist ein natürlicher Rhythmus zwischen diesen Polen möglich, oder hat eine unbewusste Entscheidung für einen der beiden Pole die Handlungsfreiheit entscheidend beeinträchtigt?

Und schließlich ist das zweite Energiezentrum verantwortlich dafür, ob Sie Zugang zu Ihren Bauchgefühlen, wie etwa Wut, Angst, Freude, Begeisterung oder Traurigkeit haben. Oft sind diese nur gedämpft spürbar, und Sie erleben sich vielleicht als abgeschnitten von Ihrer Gefühlswelt. Verletzungen geschehen meist während des ersten Lebensjahres, wenn völlig neue und bisher fremde Zustände und Erfahrungen wie Hunger, Allein-sein, Geborgenheit und die Notwendigkeit des Versorgtwer-dens auftreten. Sie erleben sich als abhängig von der rettenden Mutter. Heilt dieses Energiezentrum, so erleben Sie sich als selbstständig und verantwortlich für Ihr Wohlempfinden und für Ihre eigenen Gefühle.

Moodboard

Unausgeglichenes zweites Chakra

Das geht mir zu nah. Ich kann nichts fühlen. Mir wird schlecht, wenn ich daran denke. Ich fühle mich abgewiesen. Ich weiß nicht, was ich fühlen soll. Ich kann mich nicht binden. Ich fühle mich abhängig. Ich kann nicht allein sein. Wenn ich ihn/sie sehe, fühle ich mich unsicher. Ich ertrage die Nähe nicht. Ich weiß nicht, wie ich den richtigen Abstand halten soll. So ein Mensch geht mir auf den Keks. Wenn ich nicht gelobt und anerkannt werde, fühle ich mich nicht gesehen. Wenn ich nicht das Richtige anziehe, fühle ich mich als Außenseiter.

Lebendiges zweites Chakra

Ich fühle mich wunderbar. Ich mag es, berührt zu werden. Wenn ich ihn/sie sehe, fühle ich mich großartig. Der Boden fühlt sich fantastisch an. Der Sitz ist komfortabel. Ich mag Nähe. In der Natur fühle ich mich zu Hause. Das, was ich fühle, ist nicht von anderen Menschen und Situationen abhängig. Ich weiß, dass ich es bin, der fühlt. Ich weiß, dass es manchmal perfekt ist, allein zu sein, und ein anderes Mal perfekt, zusammen mit anderen zu sein. Ich kann mich gut fühlen und brauche dafür weder andere Menschen noch andere Umstände.

Das dritte Chakra: Manipura, das Nabelzentrum

Farbe: Gelb

Dieses Chakra stimuliert den Willen, etwas zu erreichen oder sich durchzusetzen. Hier entwickelt sich der Wille zur Individualität. Wir lernen, unser eigenes Feuer zu entfachen und in diesem unsere Asanas stabil aufzubauen und in Bewegung umzusetzen. Dieses Chakra bietet die Möglichkeit, uns eine Yogaübung wirklich zu eigen zu machen und sie mit unserer inneren Stärke zu füllen; es schenkt Ihrer Praxis Vitalität und den eigenen Drive.

Im Umfeld dieses Chakras findet zwischen Ein- und Ausatmung eine ständige Bewegung statt. Diese Bewegung konfrontiert uns an einem Ende mit Stärke und am anderen mit Schwäche, mit Macht und Machtlosigkeit, mit Dominanz und Unterdrückung. Wir können hier lernen, in der Phase des Einatmens in unserer Stärke zu stehen und auf der anderen Seite uns beim Ausatmen ganz in uns zurückzuziehen und am Ende des Ausatmens in diesem Zustand zu ruhen.

Drittes Chakra nach Dr. Günther Bayer

Das dritte Energiezentrum ist der Ort der Qualitäten Kraft und Stärke. Im Körper ist dieses Zentrum im Solarplexus, im Zwerchfell, repräsentiert. Liegt hier eine Verletzung vor, so finden sich die Polaritäten des Dominierens und Unterwerfens. Es geht darum, die Energie nach außen oder nach innen zu richten. Wir finden hier Qualitäten wie Ausdauer, Risikobereitschaft, Autonomie und Präsenz – also: Stärke. Anstelle von Wettbewerb treten Kooperation und Ergänzung. Wir ruhen konzentriert in uns selbst und sind in der Lage, uns energisch für etwas einzusetzen.

Moodboard

Unausgeglichenes drittes Chakra

Ich brauche Kontrolle. Alles hört auf mich. Das Leben ist ein Kampf. Das einzige, was zählt, ist der Wille zu gewinnen. Ich fühle mich schwach. Ich mag keine Gruppen. Ich habe recht. Ich erlaube es mir nicht, schwach zu sein. Ich will mich nicht abhängig fühlen. Wenn ich Schwäche zeige, verliere ich. Ich kann nicht laut sein. Du solltest das anders machen. Du musst das so machen, wie dein Lehrer es dir sagt.

Lebendiges drittes Chakra

Ich kann führen und folgen. Ich nehme meine eigene Kraft wahr. Die Entscheidung liegt immer bei mir. Ich bin nicht vom Wohlwollen meiner Umgebung abhängig. Ich muss mich nicht vergleichen. Ich weiß, dass jeder Mensch einzigartig ist.

Das vierte Chakra:
Anahata, das Herzzentrum

Farbe: Grün

Es ist wunderbar, sich in der Yogapraxis auf ein oder mehrere Chakren zu konzentrieren. Meiner Meinung nach sollte man jedoch in 99 Prozent der Fälle immer besonderen Wert auf das Herzchakra legen und eine Yogastunde so oft wie möglich mit der Konzentration auf die Qualitäten dieses Chakra beginnen und enden lassen. Ich glaube, dass wir automatisch wacher, engagierter, aufnahmebereiter und nicht zuletzt weniger verletzungsanfällig sind, wenn wir mit dem Herzchakra starten und auch immer wieder zu ihm zurückkehren.

Bei allen Übungen, in denen es um Wahrnehmung, Akzeptieren und Ausdehnung geht, spielt das Herzchakra die entscheidende Rolle. Indem wir die Wahrnehmung anderer Chakren mit dem Herzen verbinden, stärken wir die Resonanz in den anderen Chakren und bewirken, dass uns deren Qualitäten noch mehr zur Verfügung stehen. Nur über das Herzchakra können wir selbst komplexe Situationen mit Klarheit wahrnehmen und scheinbar unterschiedliche Wahrheiten nebeneinander stehen lassen.

Das Herzchakra hat im Körper eine etwas andere Position als das physische Herz und auch eine etwas andere Funktion als dieses. Der Kontakt mit dem Herzchakra lässt Qualitäten wie Liebe, Akzeptanz, Mitgefühl und Intuition hervortreten.

Aktivieren lässt sich das Chakra, wie auch alle anderen, indem wir unsere Aufmerksamkeit auf diesen Bereich verlagern und ihm mit Hilfe der Atmung Raum und Kraft geben. Auf der anderen Seite hilft gerade das vierte Chakra, eben jenen Raum zu schaffen, der es Ihnen erlaubt, sich auszudehnen und innere wie äußere Situationen so anzunehmen, wie sie sind.

Es gibt Menschen, die im Herzchakra eine Art Immunzentrum sehen, da es in der Lage ist, all das, was in den anderen Chakren Ungleichgewicht verursacht, wieder in seine natürliche Harmonie zu bringen.

Viertes Chakra nach Dr. Günther Bayer

Die Herzebene ist von zentraler Bedeutung für das seelische Wohlbefinden. Sie befindet sich in der Brustmitte. Ihr Element ist die Luft.

Alle Energien der vorherigen Zentren erleben durch das Herzzentrum eine Transformation. Erst hier werden Selbstakzeptanz, das Annehmen anderer, der Respekt für andere, Wärme, Verstehen und wirkliches Mitgefühl möglich. Ist diese Ebene verletzt und kaum Energie verfügbar, erscheinen wir emotionslos und kalt. Eine unbewusste Wahl zwischen Geben und Nehmen findet statt. Wir bewerten unsere Vorlieben und Abneigungen in übertriebener Form und leben unter Umständen gerade das aus, was uns einmal verletzt hat: negative Liebe. Wir beginnen, Forderungen und Bedingungen an andere zu stellen. Die Beziehung zu anderen bekommt Tauschcharakter und ist geprägt von Eifersucht, Verweigerung und der Angst, abgelehnt zu werden.

Ein heiles Herz dagegen ist gekennzeichnet von Freundschaft und Freundlichkeit. Geduld, Offenheit und Vertrauen werden möglich. Toleranz entsteht, und emotionale Verstrickungen wie Frustration, Neid und Depressivität lösen sich auf. Ohne besonderen Anlass verströmt ein heiles Herz Wärme und Freude. Loslassen, Hingabe und Einverstandensein beginnen. Die eigenen Gefühle werden verfeinert, und die essenziellen Qualitäten der Entspannung, Wärme, Stille und Weite entwickeln sich.

Moodboard

Unausgeglichenes viertes Chakra

Es fällt mir schwer, Liebe und Anerkennung zu geben und anzunehmen. Ich bin in Urteilen gefangen. Ich habe keinerlei

Selbstwertgefühl. Ich kann mich und andere nicht akzeptieren. Ich fühle keine Balance. Ich lasse mich schnell beeinflussen. Es muss alles nach meiner Nase gehen. Ich habe keinen Space. Ich kann keine andere Meinung ertragen. Ich muss einfach auf bestimmte Menschen und Situationen reagieren. Ich platze vor Ungeduld. Manchmal bekomme ich überhaupt nicht mit, dass da noch andere sind. Ich sehe immer nur die gleichen Dinge. Ob ich will oder nicht, ich reagiere darauf. Ich hasse es zu warten.

Lebendiges viertes Chakra

Liebe fühlt sich wie ein sehr vertrautes Gefühl an. Die vorherrschenden Gefühle sind Mitgefühl und innerer Frieden. Ich akzeptiere mich so, wie ich bin, und gebe dies auch anderen zurück. Ich lebe in Harmonie und Balance mit anderen. Ich habe ein Gefühl von richtig und falsch. Ich fühle mich in der Gegenwart verankert. Ich sehe, dass ich verurteile und Fehler mache. Ich kann vergeben. Konflikte beschäftigen mich nicht permanent. Ich kann andere Meinungen stehen lassen.

Das fünfte Chakra:
Visuddha, das Halszentrum

Farbe: Blau

Durch Konzentration auf dieses Chakra sind Sie in der Lage, die Kunst, wie Sie Ihr Yoga betreiben, zu verfeinern und gleichzeitig Ihr Können anderen mitzuteilen. Energetisch beschränkt sich der Prozess des Denkens nicht auf den Kopf – insbesondere das fünfte Chakra in der Mitte des Kehlkopfes ist dasjenige, in dem die Qualitäten und die Problematiken geistiger

Aktivität ihren Ausdruck finden. Dieses Chakra resoniert ganz besonders durch Töne. Wir können viel von der Wirkungsweise verstehen, wenn wir uns Worte als Töne vorstellen.

In diesem Chakra ist die Fähigkeit, Zusammenhänge zu erkennen, zu Hause; es hilft uns, klar und effektiv zu kommunizieren. Wir lernen, unsere Meinungen und die anderer zu erkennen und zu verstehen, ebenso wie Gefühle und Projektionen.

Ein Ungleichgewicht in diesem Chakra kann zu exzessivem Nachdenken, Perspektivlosigkeit oder Misstrauen führen.

Fünftes Chakra nach Dr. Günther Bayer

Das fünfte Chakra ist der Ort für Kommunikation und Selbstausdruck, seine beiden Pole bilden Selbstdarstellung und kreative Inspiration. Körperlich liegt dieses Energiezentrum im Bereich der Kehle. Ist diese Ebene verletzt worden, so tauchen Themen wie Langeweile oder der Anspruch, »genährt zu werden«, auf. Ist diese Bewusstseinsebene heil, so wird der Mensch zum Künstler. Die Person tritt zur Seite, und Schönheit und Objektivität entfalten sich. Wir wiederholen oder imitieren nicht mehr andere, sondern werden originär.

Moodboard

Unausgeglichenes fünftes Chakra

Ich habe keinerlei Wahlmöglichkeit. Ich lebe nach Mustern, die sich in der Vergangenheit ergeben haben. Mir fällt immer gleich das passende Gegenargument ein. Es fällt mir schwer, mich auszudrücken. Ich habe kein Vertrauen in mich und das Leben. Ich denke immer nur das Gleiche. Meine Kreativität ist blockiert. Ich denke unaufhörlich über die Dinge nach und erhalte trotzdem keine Perspektive.

Lebendiges fünftes Chakra

Ich kann gut zuhören. In der Kommunikation mit anderen fällt es mir leicht, mich auf sie einzustellen und mich selbst klar auszudrücken. Ich habe volles Vertrauen in das Leben. Meine Kreativität ermöglicht mir bewusstes Schaffen. Ich weiß, wann ich im Leben innehalten und wann ich vorwärtsgehen kann. Ich spüre, dass ich das, was ich benötige, anziehe. Mir fällt die richtige Lösung ein. Ich kann mir einen guten Plan zurechtlegen. Ich bin fähig zu sehen, was jetzt ist, und kann diesen Umständen entsprechend reagieren.

Das sechste Chakra:
Ajna, das Stirnzentrum

Dieses Chakra befindet sich, auch wenn hier gern vom »Dritten Auge« gesprochen wird, nicht zwischen den Augenbrauen, sondern in der Mitte des Kopfinneren. Die Konzentration auf das Dritte Auge ist ein guter Wachmacher. Es ermöglicht Ihnen, Energie zu sehen und Dinge durch die Kraft der Vorstellung real werden zu lassen. Hier liegt auch der Schlüssel zur Identifikation. Wenn dieses Chakra brachliegt, wenn wir seine Möglichkeiten nicht nutzen, ist es sehr wahrscheinlich, dass wir uns mit allem identifizieren, was zufällig vor uns erscheint, sodass wir uns fremdgesteuert fühlen. Überhaupt ist hier die Fähigkeit zu bildhafter Erinnerung und Visualisierung angesiedelt. Das betrifft ebenso die Art und Weise, wie Sie eine Asana in Ihrer Vorstellung erscheinen lassen, wie das innere Bild davon, was Sie in zwei Monaten im Urlaub machen werden.

Aber der bedeutendste Aspekt dieses Chakras für die Yogapraxis ist die Fähigkeit, Ihre Praxis – und Ihr Leben – aus der Position eines Beobachters zu erleben. Das bezieht sich einerseits auf all das, was vor Ihren Augen geschieht, andererseits auf Gefühle, Stimmungen, Gedanken und Körpersensationen. In Verbindung mit diesem Chakra sind Sie in der Lage, Ihr Leben direkter und aus einer höheren und umfassenderen Perspektive zu betrachten. Sie können auch sagen: Der Kontakt zum Dritten Augen versetzt Sie auf die Spitze eines Berges.

Sechstes Chakra nach Dr. Günther Bayer

Sie erreichen den Ort der Weisheit und der Intuition. Im sechsten Energiezentrum befreien wir uns von der Identifikation mit Überzeugungen und Konzepten hinsichtlich der eigenen Person. Körperlich sind Sie im Bereich der Stirn, über den Augen, angekommen. Hier werden das erste Mal Einsichten, tiefere Visionen und Klarsicht möglich. Der Verstand hört auf, die Intuition als bloße Einbildung abzuwerten. Linkshirniges Entscheiden und rechtshirniges ganzheitliches Schauen vereinen sich zu einem integrierten Ganzen. Ein tiefes Verständnis von Zusammenhängen entsteht. Dabei kann sich die Intuition nach außen und nach innen richten. Abhängigkeit von der Vergangenheit und planende Verstandestätigkeit nehmen ab. Erste, aber keineswegs anhaltende Erleuchtungserlebnisse werden möglich.

Moodboard

Unausgeglichenes sechstes Chakra

Meine Sicht ist begrenzt und eng. Ich kann mich selbst und meine tiefere Natur nicht erkennen. Es fällt mir schwer, andere Menschen und Situationen so zu sehen, wie sie sind. Ich kann mich nicht konzentrieren. Ich verliere mich im Leben. Ich weiß nicht, wo ich bin. Ich habe keine Vorstellung von meiner Zukunft.

Lebendiges sechstes Chakra

Ich kann unter die Oberfläche der Dinge blicken. Ich kann die Dinge klar sehen und sie ohne positive oder negative Übertreibung betrachten. Ich kann meine Richtung erkennen. Ich kann den Blick nach innen richten und sowohl meine eigene Natur, als auch die wahre Natur der anderen erkennen. Ich erfasse das große Bild, das »Big Picture«: Ich nehme Details wahr und kann sie zugleich zum großen Ganzen in Beziehung setzen. Ich sehe beide Seiten einer Medaille. Ich wahre meine Integrität.

Das siebte Chakra:
Sahasrara, das Scheitelzentrum

Farbe: Violett

Ist das siebte Chakra zentriert, so ist Ihre Energie absolut in Verbindung mit dem Hier und Jetzt. Sie sind zum Kanal geworden, durch den Energie frei fließen kann. In diesem Chakra hebt sich die Dualität auf, es gibt keine aktiven und passiven Aspekte. Daher gibt es hier auch weit weniger zu sagen als zu erfahren.

Siebtes Chakra nach Dr. Günther Bayer

Jetzt, angekommen auf der höchsten Ebene des Bewusstseins, löst sich der Dualismus zwischen Ihnen und den anderen auf. Alle Unterscheidungen innerhalb des Bewusstseins verschwinden, und allumfassende Bewusstheit wird möglich. Die bloße Anwesenheit eines Menschen, dessen siebte Ebene heil ist, löst entweder einen Sturm oder aber absolute Stille im Bewusstsein anderer aus. Ein solcher Mensch ist ohne bloßes Zutun ansteckend. Er ist »jivanmukta« geworden – lebendig befreit.

Moodboard

Keine oder nur geringe Verbindung zum siebten Chakra

Ich fühle mich isoliert und einsam. Mein Leben hat keine Bedeutung. Als Person limitiere ich mich auf meine Oberfläche. Ich habe den Eindruck, dass ich außen vor stehe. Ich sehe nur das Kleinklein. Ich habe das Gefühl, das Leben macht mit mir, was es will.

Lebendiges siebtes Chakra

Ich sehe mich als Teil eines großen Ganzen, mit dem ich ständig in Verbindung bin. Himmel und Erde sind für mich eins. Ich kann nicht aus dem Ganzen fallen. Das Ganze ist in mir, und ich bin im Ganzen.

DO IT: *Gehen oder* laufen Sie in bewusstem Kontakt mit Ihren verschiedenen Chakren. Lenken Sie Ihre Aufmerksamkeit jeweils für etwa 2 bis 5 Minuten auf ein Chakra. Seien Sie aufmerksam, wie sich Ihre Energie bei jedem Chakra verändert.

Chakra Tuning –
Ein Lichtspaziergang von unten nach oben

Im täglichen Leben benutzen wir oftmals nur isolierte Teile und Qualitäten der Chakren. Durch das sogenannte »Chakra Tuning« können ihre vernachlässigte Eigenschaften aufgeweckt werden.

Die folgenden Übungen helfen Ihnen, die einzelnen Chakren zu aktivieren, wodurch diese wieder auf organische Weise zueinander in Verbindung treten.

DO IT: Licht vom ersten ins siebte Chakra bringen

Wenn Sie das Gefühl haben, Sie könnten während dieser Übung gestört werden, verschieben Sie diese Technik auf einen anderen Zeitpunkt. Anfangs sollten Sie diese Meditation im Sitzen oder im Stehen praktizieren. Nur wenn Sie gewohnt sind, im Liegen wachzubleiben und nicht wegzudösen, können Sie auch liegend praktizieren. Richten Sie sich in Ihrer Position so komfortabel wie nur möglich ein. Schließen Sie die Augen. Stellen Sie sich vor, Sie bestehen aus Licht. Ihr erstes Chakra-Zentrum ist eine Quelle aus Licht. Fühlen Sie die Qualität des Lichts, wenn es von Ihrem sexuellen Zentrum, dem ersten Chakra, nach oben steigt. Vielleicht stellen Sie sich einen Fluss aus Licht vor. Die Idee ist, dass von der Basis aus der Lichtstrahl von Energiezentrum zu Energiezentrum hochwandert, bis er oben aus Ihrem siebten Chakra heraustritt. Es kann zu Beginn etwas schwierig sein, sich vorzustellen, dass das Licht die ganze Strecke von Ihrem ersten Chakra bis nach oben zum Kopf hochwandert und dort hinaustritt. Es ist leichter, sich schrittweise von Chakra zu Chakra zu bewegen, da die einzelnen Wege kürzer sind.

Wichtig, wichtig! Hören Sie niemals auf, bevor Sie das siebte Chakra erreicht haben! Denn ansonsten könnte sich das Gefühl der Unausgeglichenheit noch verstärken.

Lassen Sie also dieses Licht von Ihrem Wurzelzentrum nach oben zum zweiten Chakra wandern. So werden Sie spüren, wie mit dem Licht auch Wärme in das zweite Chakra unterhalb Ihres Bauchnabels einfließt. Durch die Wärme spüren Sie, wie dieses Zentrum lebendig wird, sich langsam entspannt und ausdehnt.

Sie lassen nun dieses Licht nach oben zu Ihrem dritten Chakra, im Bereich des Solarplexus, wandern. So werden Sie spüren, wie mit dem Licht auch Wärme in Ihr drittes Chakra einfließt. Durch die Wärme spüren Sie, wie dieses Zentrum lebendig wird, sich langsam entspannt und ausdehnt.

Sie lassen nun dieses Licht nach oben zu Ihrem vierten Chakra, in die Mitte des Brustraumes, wandern. So werden Sie spüren, wie mit dem Licht auch Wärme in Ihr viertes Chakra einfließt. Durch diese Wärme spüren Sie, wie dieses Zentrum lebendig wird, sich langsam entspannt und ausdehnt.

Sie lassen nun dieses Licht nach oben zu Ihrem fünften Chakra, in die Mitte des Kehlkopfes, wandern. So werden Sie spüren, wie mit dem Licht auch Wärme in Ihr fünftes Chakra einfließt. Durch die Wärme spüren Sie, wie dieses Zentrum lebendig wird, sich langsam entspannt und ausdehnt.

Sie lassen nun dieses Licht nach oben zu Ihrem sechsten Chakra, zwischen Ihren Augen in die Mitte Ihres Kopfes, wandern. So werden Sie spüren, wie mit dem Licht auch Wärme in Ihr sechstes Chakra einfließt. Durch die Wärme spüren Sie, wie dieses Zentrum lebendig wird, sich langsam entspannt und ausdehnt.

Sie lassen nun dieses Licht nach oben zu Ihrem siebten Chakra wandern. Jetzt werden Sie spüren, wie mit dem Licht dieses Zentrum lebendig wird, sich langsam entspannt und ausdehnt.

Spüren Sie die Verbindung vom ersten Chakra bis zu Ihrem siebten Chakra und darüber hinaus.

Wenn Sie möchten, wiederholen Sie diese Übung noch 2-mal.

Knocking on Heaven's Door

Knock Knock Knocking on Heaven's Door

(Bob Dylan)

Das Dritte Auge hilft Ihnen, Energie wahrzunehmen und vorausblickend zu handeln. In Ihrer Yogapraxis steht Ihnen ein Mehr an Energie zur Verfügung, wenn Ihr Drittes Auge wach ist. Wenn Sie im Dritten Auge zentriert sind, ist es leicht für Sie, Ihre Aufmerksamkeit auf das Hier und Jetzt zu richten.

DO IT: *Konzentrieren Sie* sich auf Ihr Drittes Auge. Stellen Sie sich vor, Prana fließt wie Wasser oder wie ein goldener Regenschauer durch den Scheitel Ihres Kopfes nach unten in Ihren Körper. Dieser Schauer aus Licht macht Sie frisch und lädt Sie mit Energie auf.

DO IT: *Stellen Sie* sich während Ihrer Yogapraxis vor, dass Sie mit Ihrem Dritten Augen alles, was sich vor Ihnen abspielt, wie durch einen Spiegel wahrnehmen. Sie werden bald feststellen, dass Sie in der Lage sind, stärker im Moment zu sein und mit Herausforderungen intuitiver umzugehen.

Die Aura – Energie Far Out

Sie sind nicht isoliert. Sie sind mit allem, was sie umgibt, verbunden. Sie hören nicht dort auf, wo Ihre Haut aufhört. Jeder Mensch besitzt um sich herum ein Energiefeld. Dieses Energiefeld wird auch als Aura bezeichnet. Die Aura besteht aus verschiedenen Energieschichten, die um Ihren Körper pulsieren und sich wie eine Hülle anfühlen. Sie ist Verbindung und Schutz zugleich. Jeder Mensch, also auch Sie, ist von einem solchen *Energiefeld umgeben*. Fast jeder hat dieses Feld schon einmal deutlich gespürt, zum Beispiel wenn Ihnen ein Mensch zu nahe getreten ist, für den Sie keine Sympathie hegen.

Das Bewusstsein Ihrer Aura ist ein Zugang zu mehr Energie und verbesserter Körperwahrnehmung. Ihr Yoga wird stärker durch Ruhe und Überblick geprägt sein.

Übungen zur Wahrnehmung der Aura

DO IT: Pleased to Meet You – den physischen Körper und die Aura spüren

Schritt 1: Nehmen Sie die Grenzen Ihres physischen Körpers wahr. Fühlen Sie zuerst Ihren Körper und anschließend Ihre Aura.

Schritt 2: Ertasten Sie mit den Händen Ihre Aura. Halten Sie Ihre Hände in einem Abstand von circa 50 Zentimetern vom Körper entfernt, und fühlen Sie die Energie Ihrer Aura, indem Sie immer wieder den Abstand zwischen Ihren Händen und Ihrem Körper verkleinern und vergrößern.

Schritt 3: Nun streichen Sie an Ihrer Aura entlang. Stellen Sie sich vor, Sie glätten Ihre Aura und streichen überschüssige Energie mit den Händen heraus. Alternativ kann dies auch ein Freund oder eine Freundin für Sie machen.

Schritt 4: Spielen Sie mit dem Bewusstsein, dass Sie eine Aura besitzen. Viele Menschen, die das Bewusstsein ihrer Aura auf den Alltag übertragen, erleben ein zutiefst respektvolles Gefühl gegenüber anderen und allem, was sie umgibt. Gerade das gemeinsame Üben in der Yogastunde ist eine hervorragende Gelegenheit für das Arbeiten mit der Achtsamkeit auf die eigene Aura. Durch die Aktivität des Yoga harmonisiert und erweitert sich unser Energiekörper. Die »zackige« Aura, die wir häufig im

Alltag mit uns führen, hat sich harmonisiert. Aus diesem Grund passiert es oft, dass wir uns anderen in der Yogastunde näher fühlen als gewohnt – egal, ob es sich um Unbekannte handelt oder sogar Menschen, denen wir sonst aus dem Weg gehen. Ein Gefühl von Synchronisation stellt sich ein. Aus einem Gegeneinander wird ein Miteinander. Sie fühlen sich nicht mehr getrennt. Plötzlich zählt nur noch das, was uns verbindet.

Ein unsichtbares Schutzschild

Die Aura hat noch eine weitere interessante Funktion: Sie arbeitet als Schutzschild. Die folgende Übung eignet sich gut, um mit ihr direkt nach dem Aufwachen oder vor dem Einschlafen etwa 4 bis 5 Minuten lang zu experimentieren. Nehmen Sie dann den Schutz mit in den Tag oder in die Nacht.

DO IT: *Stellen Sie* sich vor, um Sie herum befindet sich ein schützendes elektrisches Feld, sodass keine Schwingungen oder Gedanken von außen in Sie eindringen können. Sie bleiben konzentriert und behalten länger Ihre Kraft.
Wenn Sie Yoga in einer für Sie nicht ganz angenehmen, wenig wohlwollenden Umgebung praktizieren, bietet Ihre Aura Ihnen ein solches schützendes elektrisches Feld.

Energiedusche

Wenn Sie eine Situation als unangenehm erlebt haben oder Sie sich insgesamt etwas durcheinander fühlen, ist es sehr gut, zu duschen, und zwar vorzugsweise mit kaltem Wasser. Durch Wasser lassen sich alte Energien schnell und sehr gründlich abwaschen.

Wohltuende Abreibung

Für extremere Zustände empfehle ich eine Einreibung des feuchten Körpers mit einer Mischung aus Salz und Honig. Das Salz bindet überflüssige Energien. Nach etwa fünf Minuten spülen Sie das Salz gründlich ab, und Sie fühlen sich anschließend garantiert wie neugeboren.

Waschen ohne Wasser

Auch ohne Dusche können Sie sich von alten Energien reinigen.

DO IT: *Sie reiben* Ihre Hände wie bei einer Handmassage gegeneinander, dann streichen Sie sich mit einer Hand von der Schulter beginnend den anderen Arm herunter. Stellen Sie sich vor: Sie nehmen all das, was schwer ist, was sich unklar anfühlt oder müde ist, von Ihrer Schulter und dem Arm nach unten aus Ihrer Hand heraus. Die Hand selbst schütteln Sie auch noch einmal kräftig aus.

Von oben nach unten streichen Sie jedes Zuviel an Energie aus Ihrem Körper: aus Ihrem Kopf, aus den Beinen und Füßen, vorn und hinten, aus Ihrem Becken und dem unteren Teil Ihres Rückens.

Nur in der Körpermitte streichen Sie die Energie nach oben: Vom Bauch weg führen Sie die Energie mit den Händen vorn über die Brust aus Ihrem Mund, aus den Augen und aus den Ohren heraus.

Es ist am effektivsten, die Energie mit einer Ausatmung aus dem Mund, begleitet von einem kleinen Stöhnen, entweichen zu lassen.

LOVE IS ALL YOU NEED: ENERGIEQUELLEN PFLEGEN

Haben Sie im Yoga je den Zustand der Liebe erlebt oder sich in einem Zustand des Glücks gefühlt, dann erinnern Sie sich, auf welche Weise Sie diesen Zustand erreicht haben. Machen Sie sich bewusst, was genau Sie in diesem Zustand erfahren haben.

DO IT: *Stellen Sie* sich Ihre Bewegungen vor, erinnern Sie sich an das, was Sie gesehen, was Sie gehört und was Sie gefühlt haben. Stellen Sie sich vor, dass Sie diese positive Erinnerung an einem bestimmten Platz in Ihrem Körper speichern. Berühren Sie beim »Abspeichern« diese Körperstelle. Nehmen Sie bei der nächsten Herausforderung zu dieser Körperstelle Kontakt auf. Sobald Sie diese berühren, werden Sie Zugang zu mehr Energie erhalten.

Liebe gibt Energie

Deshalb: Lieben Sie Ihre Yogamatte!

DO IT: *Entwickeln Sie* eine energetische Verbindung zu Ihrer Yogamatte!
Bauen Sie eine Beziehung auf. Betrachten Sie Ihre Matte als einen Teil von sich. Verbinden Sie die Momente im Yoga, in denen Sie Ihre Fähigkeit zu lieben oder zu akzeptieren besonders deutlich wahrnehmen konnten, mit der Yogamatte. Das nächste Mal, wenn Sie auf Ihrer Matte stehen, werden Sie wahrscheinlich schneller Zugang zu diesen wundervollen Resultaten haben.

ACHTUNG YOGI! *Beginnen Sie Ihre Praxis immer mit etwas, das Ihnen Vergnügen bereitet. In diesem Vergnügen finden Sie eine Öffnung, die Ihnen die Möglichkeit gibt, Licht und Raum an Orte zu bringen, zu denen Sie vorher noch keinen Zugang hatten.*

Das Anfangsritual

Set–up-Routinen oder Anfangsrituale sind ideal, um sich als Yogi auf die kommende Praxis vorzubereiten beziehungsweise in das Hier und Jetzt zu bringen.

DO IT: *Für das* Yoga gibt es eine Auswahl verschiedenster Anfangsrituale. Sie können wählen, was zu Ihnen und zu der Situation passt, in der Sie üben. Das Anfangsritual soll Sie vor allem ins Hier und Jetzt bringen und Ihnen helfen, Ihre Energie zu fokussieren. Sie setzen dadurch Ressourcen frei, stimmen sich auf die kommende Aktion ein oder machen sich Ihr Umfeld zueigen. Sie können sich in den Arm kneifen, den Boden küssen, auf dem Sie praktizieren, oder traditionelle Rituale verwenden: 3-mal das OM chanten, ein Lied singen, ihrem Mitgefühl Ausdruck geben oder sich an die Kraft der Liebe erinnern und daran, dass Sie Teil der Liebe sind. Sie können sich ins Bewusstsein rufen, dass Sie größer sind, als das, was Sie zu sein denken. Das einfachste Ritual besteht darin, einmal tief ein- und auszuatmen.

ACHTUNG YOGI! *Im Yoga lernen Sie immer wieder aufs Neue, Ihren Körper und dessen Sinne spielerisch zu betrachten, und werden dadurch innerlich mit immer größeren Räumen vertraut.*

DO IT: *Wählen Sie* eine Stelle an der Wand. Das kann ein Punkt oder auch eine Figur oder ein Bild mit einem bestimmten Detail sein.

Schauen Sie diesen Punkt 15 Minuten lang an, ohne mit den Augen zu blinzeln. Was auch immer passiert, wenden Sie Ihren Blick nicht ab. Wenn Ihre Augen stillstehen, ist es Ihrem Verstand unmöglich, in gedankliche Aktivität zu gehen. Danach schließen Sie die Augen und bleiben 15 Minuten lang still im Hier und Jetzt sitzen.

Die Qualität, die Sie in der Meditation erfahren haben, wird sich übertragen: Wenn Sie diesen Punkt das nächste Mal sehen, wird es Ihnen helfen, Ihre Energie im Hier und Jetzt zu halten. Immer wenn Sie den Punkt sehen, werden Sie im Hier und Jetzt sein und an Klarheit und Gelassenheit gewinnen.

Energie aus dem Boden holen

Die folgende Übung ist ideal zur Vorbereitung auf die Praxis oder auch für zwischendurch.

DO IT: *Verlagern Sie* Ihr Gewicht auf den rechten Fuß, und nehmen Sie so deutlich wie möglich den Boden wahr. Verlängern Sie den Bodenkontakt Ihrer Zehen von der Mitte Ihres Fußes aus nach vorn. Schon nach kurzer Zeit fühlt sich bei den meisten Menschen der Körper auf dieser Seite entspannter an. Dem Körper wird durch den deutlichen Bodenkontakt bewusst, dass der Boden ihn trägt. Je mehr Sie sich der Schwerkraft überlassen, desto mehr entsteht durch den Widerstand des Bodens eine zweite Kraft, die uns nach oben hin ausrichtet.

ACHTUNG YOGI! *Jedes Mal, wenn wir nach unten hin los-*
lassen, haben Ängste und Müdigkeit endlich die Gelegenheit,
sich aus dem Körper zu lösen. Erlauben Sie der Schwerkraft,
neue Räume in Ihrem Körper aufzumachen. Vergrößern Sie
dadurch den Raum in den Gelenken. Bei fast allen Menschen
führt das dazu, dass die Muskeln sich erheblich entspannen.
Anschließend wiederholen Sie das Gleiche auf der linken Seite.

Bei zu viel Muskelspannung erhält das Nervensystem nur sehr
unklare Informationen über die exakte Körperposition. In ent-
spanntem Zustand spürt der Yogi dagegen auch die Feinheiten
der Körperfunktionen und kann seinen Körper besser und müheloser einsetzen.

Vor der Stunde –
ganz vertraut mit Ihrem Ort

Erkunden Sie Ihren Übungsraum nur mit den Augen. Schauen Sie
ihn sich genau an: Aus welchem Material besteht der Boden? Wie
groß ist der Raum? Wandern Sie ohne Eile systematisch von Ecke
zu Ecke, von vorne nach hinten und von hinten nach vorne.

Was mit Ihnen während des Praktizierens geschieht, wird auch
durch Ihre energetische Wahrnehmung der äußeren Umgebung
bedingt. Wenn Sie bereit sind, das Außen bewusst und detail-
liert wahrzunehmen, steht Ihnen ein größeres Reservoir an
Energie zur Verfügung.

DO IT: Eins werden mit dem Praxisraum
   Stellen Sie sich vor: Ihr Körper besitzt auf der Vorderseite eine
   große Tür. Diese Tür öffnet sich langsam, und Ihre Energie fließt

in den Raum. Im Raum vergrößert sich Ihre Energie. Nehmen Sie 10 Prozent mehr, 20 Prozent mehr oder sogar 100 Prozent mehr Energie wahr? Wahrscheinlich bekommen Sie ein Gefühl für den Raum, als wären Sie ein Teil von ihm. Vielleicht atmen Sie auch tiefer und spüren, dass sich die Grenzen zwischen Ihnen und Ihrer Umgebung auflösen und Sie bereit sind, sich selbst zu überraschen.

DO IT: *Wenn Sie* im Auto oder im Bus sitzen, halten Sie Ihren Körper möglichst aufrecht und lassen Sie ihn mit den Bewegungen mitschwingen, während Sie entspannt in den Bauch ein- und ausatmen. Werden Sie zu einem Teil Ihres Fortbewegungsmittels, kämpfen Sie nicht. Lassen Sie sich einfach tragen.

In Time –
Pünktlich zur Verabredung

Kommen Sie gestresst zum Yoga, werden Sie diesen Stress mit Sicherheit auch in Ihre sportliche Aktivität hineinnehmen. Doch damit rauben Sie sich selbst viel von dem Spaß, den Sie in dieser Zeit haben könnten.

DO IT: *Falls Sie* doch einmal gestresst erscheinen, atmen Sie einige Male tief ein und aus. Stellen Sie sich vor, Sie haben eine Extra-Sekunde mehr Zeit. Mit diesem Gefühl betreten Sie das Yogastudio.

Die Sinne

Der Mensch sieht, ohne zu sehen,
hört, ohne zu hören und
berührt, ohne zu fühlen …

(Leonardo da Vinci)

Folgen Sie Ihrem Herzen

FUNKTION DES HERZENS

Das Herz bzw. die Konzentration auf den Brustraum
ermöglicht die Wahrnehmung von Raum, Stille, Frieden
und Freude.

Das Herz ermöglicht die Wahrnehmung …
… über das HÖREN als Verbindung ins Jetzt.
… über das SEHEN als Verbindung ins Jetzt.
… über das FÜHLEN als Verbindung ins Jetzt.

Werden Sie zunehmend sensibel für Schönheit. Achten Sie auf
das, was Ihr Herz berührt. Im Yoga haben Sie Hunderte von
Möglichkeiten, Ihre Sinne zu verfeinern: Hören Sie, wie Sie mit
anderen sprechen, oder fühlen Sie, auf welche Weise Sie Ihre
Matte berühren.

Der Verstand verschließt die Sinne. Sie können mit dem Verstand nicht wahrnehmen, was jetzt gerade ist, dafür ist er nicht
gemacht. Durch die Sinne können Sie dagegen sehr viel Energie
aufnehmen.

Je mehr Herzmeditationen Sie praktizieren, desto mehr verbindet sich Ihre Wahrnehmung mit dem Herzen statt mit dem
Kopf. So dehnt sich die Energie aus, und diese können Sie dann
kreativ nutzen.

Ohren als Energiesammler

Lauschen Sie auf alle Geräusche um sich herum. Dann geschieht Centering: Sie sind in der Lage, alle Geräusche zu hören, weil Ihr Zentrum selbst ohne Geräusch ist. Wenn es Ihnen gelingt, in Ihrem Zentrum zu verweilen, entsteht ein Abstand zur Umgebung. Was außen passiert, wird Sie nicht irritieren.

DO IT: *Hören Sie* einfach auf Ihren Atem oder auf die Laute, die die anderen Praktizierenden im Raum von sich geben.

Bright Eyes:
Mit den Augen Energie tanken

Meist verschwenden wir eine Menge Energie durch die Art, wie wir sehen. Es ist wahrscheinlich, dass auch Sie 80 Prozent Ihrer Energie durch Ihre Augen binden. Augen können als Waffen gebraucht werden, unter anderem durch die Art und Weise, wie ein Mensch auf einen anderen hinunterschaut. Die Augen eines Meditierenden sind anders. Sie sind offen, sie sind entspannt, sie akzeptieren: Sie sind keine Waffen, sondern rezeptive Fenster.

Wenn Sie mit Ihrem Herzen verbunden sind, fühlen Sie sich erfrischt und revitalisiert.

Bei geschlossenen Augen wird ein Wasserfall an Energie frei, der je nach Wunsch in verschiedene Zentren fließen kann.

DO IT: Energie gewinnen durch Schließen der Augen
Wenn Sie Ihre Augen schließen, neigt die Energie als erstes dazu, ins Herz zu fließen. Die Energie, die sich vorher nach außen bewegt hat, bewegt sich nun nach innen. Sie nehmen ein tiefes Bad in Ihrer eigenen Energie.

DO IT: *Sie kommen* extrem gut ins Hier und Jetzt, wenn Sie nicht auf Details schauen, sondern auf das Ganze. Lassen Sie Ihre Augen unfokussiert. Wenn Sie das Ganze sehen, können Sie nicht denken und fallen automatisch in Ihr Zentrum. Lassen Sie Ihre Augen nichts anderes als einen Spiegel sein. Ich selbst stelle mir manchmal vor, meine Augen seien das Objektiv einer Filmkamera. Diese Kamera filmt automatisch alles, was vor ihre Linse kommt. Das Auge selbst bleibt bewegungslos, es schenkt allem die gleiche Aufmerksamkeit.

DO IT: Power durch die Augen!

Mit den Augen teilen Sie Energie aus. Ihr Blick ist Energie. Kommen jedoch Gedanken ins Spiel, verlieren Sie Kraft. Ihr Blick verliert sich gemeinsam mit den Gedanken. Schauen Sie auf alles, als wäre es das erste Mal.

Lassen Sie Ihren Blick direkt und schamlos alles berühren, was Ihnen vor die Augen kommt. Nach kurzer Zeit werden Sie feststellen, dass die Energie, die Sie so nach außen schicken, zu Ihnen zurückkommt und Sie erfrischt. Es ist wie mit einem Ball, den Sie gegen eine Wand werfen: Er wird zu Ihnen zurückkommen, ohne dass Sie etwas tun müssen. Mit den Augen teilen Sie Energie aus. Ihr Blick ist Energie. Kommen jedoch Gedanken ins Spiel, verlieren Sie Kraft. Ihr Blick verliert sich gemeinsam mit den Gedanken.

ACHTUNG YOGI! *Durch die Art und Weise, wie Sie Menschen oder auch Gegenstände anschauen, geben Sie ihnen eine Seele.*

DO IT: The Look of Love – Schauen Sie mit Liebe!

Wählen Sie einen Gegenstand aus, und schauen Sie ihn, wann immer Sie können, liebevoll an.

So können Sie als Meditation jeden Tag zum Beispiel Ihre Yoga-matte oder Ihre Kaffeetasse liebevoll anschauen, was zu Anfang einfacher sein sollte, als einen anderen Menschen ins Visier zu nehmen.

ACHTUNG YOGI! *Falls bei Ihnen während des Schauens der Wunsch entsteht, etwas verändern zu wollen, sind Sie mit Ihrer Aufmerksamkeit höchstwahrscheinlich nicht im Moment und nicht bei dem Gegenstand!*

DO IT: Energie durch die Augen eines Tieres
Lassen Sie Ihre Augen wild um sich schauen, als gehörten sie zu einem wilden Tier, etwa einem Tiger oder einem Wolf auf der Suche nach Beute. Hierdurch nehmen Sie Kontakt zu Ihrer Tierenergie auf. Die bringt Wachheit und Kraft in Ihre Praxis.

Basics –
ENERGIE IM TÄGLICHEN LEBEN

Neues bringt Energie

Durch neue Eindrücke und Herausforderungen fühlt man sich oft kurzfristig wacher und energetischer. Durch Veränderung Ihrer gewohnten Verhaltensweisen können Sie sich selbst den Impuls geben, das Mechanische an Ihrem Verhalten und Ihren Bewegungen zu verändern. Allerdings kann es langfristig auch energieraubend sein, wenn man immer etwas Neues in einer anderen Umgebung mit anderen Menschen tut; das kann seinerseits zu einem mechanischen Prozess werden.

Ruhen und Schlafen

Energie steht Ihnen in unendlichem Maße zur Verfügung. Für die Muskelkraft, die Sie aufwenden, oder die Gedanken, die Sie unbewusst denken, brauchen Sie jedoch Zeit zum Regenerieren. Nach anstrengenden Übungen sollten Sie etwa genauso lang ausruhen, wie Sie aktiv waren. Betrachten Sie den Menschen einmal wie ein Tier, so wird es Ihnen unnatürlich, vielleicht auch krank vorkommen, wenn man sich den ganzen Tag extrem anstrengt.

Es gibt keine Regel, wie viel Schlaf für Sie optimal ist. Das müssen Sie selbst herausfinden. Übrigens: Zu viel Schlaf kann Sie mehr Energie kosten, als er Ihnen bringt. Sie können davon ausgehen, dass Sie umso weniger Schlaf benötigen, je weniger Sie träumen – denn dann sind Sie weniger in Gedanken verstrickt, die Ihre Energie binden.

Schlafen hilft Ihnen zu entspannen; wacher werden Sie dadurch aber nicht automatisch. Wenn Sie sich müde fühlen, überprüfen Sie einmal, ob Sie tatsächlich müde sind. Müdigkeit kann auch ein Verhinderungsmechanismus sein, der Sie beispielsweise davon abhält, mehr Freude im Yoga zu erfahren.

Essen und Trinken

Auch Ihr Essen entscheidet, wie viel Energie Sie zur Verfügung haben. Durch die Nahrung, aber auch durch den Vorgang des Essens selbst, produzieren Sie Energie.

Essen Sie zu viel, fließt Ihre ganze Energie in den Verdauungsprozess ein; Sie haben dann wenig Energie für Wachheit zur Verfügung und werden lethargisch. Nach dem Essen sollten Sie sich jedoch erfrischt fühlen, weil Sie Ihrem Körper frische Energie zugeführt haben.

Es ist nicht wichtig, ob die Nahrung Sie stimuliert; es ist wichtig, dass sie Energie schafft und Ihren Körper nicht vergiftet.

Entwickeln Sie von jetzt an ein Gefühl dafür, ob das Essen, das Sie zu sich nehmen, Sie wirklich nährt. Vielleicht entdecken Sie durch bewusstes Essen Lebensmittel, auf die Sie bisher nie geachtet hatten. Wahrscheinlich schmeckt Ihnen einfache, frische Nahrung immer besser. Möglicherweise bringen Sie es nicht mehr fertig, tierische Nahrung zu sich zu nehmen. Sie stellen vielleicht plötzlich fest, dass etwas, das Sie als köstlich in Erinnerung hatten, Ihnen gar nicht mehr schmeckt.

Interessanterweise stellt sich langfristig selten der Wunsch ein, mehr Abwechslung in die Küche zu bringen, selbst wenn Sie schon über längere Zeit die gleichen Nahrungsmittel essen. Ganz im Gegenteil: Sie lernen, immer mehr die Feinheiten und Nuancen zu schmecken.

Auffällig ist auch, dass durch bewusstes Essen fast immer der Wasserverbrauch enorm steigt. Oft braucht es mehrere Gläser Wasser, um einen großen Durst zu löschen.

Allgemein lohnt es sich immer, darauf zu achten, dass Sie ausreichend Wasser trinken. Nur mit genügend Wasser sind Sie in der Lage, optimal Energie zu produzieren. Wasser ist ein starkes Reinigungsmittel. Selbst Niedergeschlagenheit, Rückenschmerzen oder Energieschwäche können Ihre Ursache darin haben, dass Sie nicht genügend Wasser getrunken hatten. Ohne auf einen vegetarischen oder veganen Lebensstil zu pochen, ist es doch wahrscheinlich, dass Menschen, die Yoga praktizieren, sensibilisiert sind, etwas zu essen, das mit dem Leid anderer verknüpft ist. Außerdem scheint den meisten Yogis das Yoga selbst weniger Freude zu bereiten, wenn Sie zu viel oder etwas Belastendes für den Organismus gegessen haben.

DO IT: Essen wie ein Buddha

Schauen Sie sich Ihr Essen an, bevor Sie zugreifen. Betasten Sie es, riechen Sie daran, nehmen Sie es mit allen Sinnen wahr. Schon dadurch lädt sich das Essen mit Energie auf. Führen Sie es dann langsam zum Mund. Spüren Sie jede Bewegung: wie Sie Ihren Mund öffnen, wie sich in Ihrem Mund Speichel sammelt, weil Sie den Geruch wahrnehmen. Dann beißen Sie zu. Sie werden feststellen, wie Ihre Geschmacksnerven zu arbeiten beginnen. Kauen Sie langsam. Sobald Sie zu denken beginnen, machen Sie eine kurze Pause; nehmen einen tiefen Atemzug und essen Sie langsam weiter. Diese Art, eine Mahlzeit zu sich zu nehmen, macht Sie zum absoluten Genießer. Sie essen die für Sie richtige Menge und fühlen sich danach garantiert voller Energie.

DO IT: Essen und Trinken Sie wie ein Tier

Wenn Sie müde oder ausgelaugt sind oder nicht die nötige Ruhe finden, um sich wie ein Buddha zum Essen zu setzen, dann schlingen Sie als kleines Experiment einmal wie ein hungriges Tier. So zapfen Sie eine um ein Vielfaches größere Energiemenge an als die, die Ihnen als Mensch mit seinen Zwängen normalerweise zur Verfügung stünde. Und allein schon durch den Akt des Essens – oder des Fressens – werden Sie sich erfrischt fühlen. Bei der Nahrungsaufnahme muss ein Tier kein Image aufrechterhalten. Es frisst mit seinem ganzen Wesen. Tun Sie dasselbe – und machen Sie sich als Experiment wie ein Tier über Ihr Essen her.

Lassen Sie Ihre Augen während des Essens wild umherwandern. Passen Sie auf, dass Ihnen niemand Ihr Essen streitig macht.

Trauen Sie sich, Ihren Durst wie ein Tier zu löschen. Fühlen Sie, wie auch die letzte Faser Ihres Körpers nach Wasser verlangt, auch die am Ende Ihres kleinen Zehs.

Eat, Pray, Love: Essen mit anderen

Es gibt wohl kaum eine Bevölkerungsgruppe, die sich so achtsam und zugleich so unachtsam zur Nahrung verhält wie die Yogis. Unter ihnen existiert enorm viel Wissen über Ernährung, man nimmt so viele wertvolle Lebensmittel zu sich, und trotzdem werden viele Yogis relativ häufig krank. In diesem Zusammenhang möchten wir nicht über vegan oder nicht-vegan sprechen, sondern über Achtsamkeit. Auch in Bezug aufs Essen ist diese in letzter Konsequenz der entscheidende Faktor. Essen ist tatsächlich für viele Menschen ein ebenso vereinnahmendes Thema geworden wie die Suche nach dem richtigen Lebenspartner oder die Erziehung der Kinder. Häufig sind es nichts weiter

als Ideen und Konzepte, die Yogis von etwas Wesentlichem ab-
halten – nämlich ihrem Inneren zu folgen und dem natürlichen
Appetit zu vertrauen.

Mit Hilfe Ihrer Achtsamkeit können Sie selbst erkennen, ob,
wie und was Sie essen, Ihnen zugute kommt oder Sie bloß einem
Trend folgen, der von einigen ausgeschlafenen Marketingstrate-
gen ausgedacht wurde.

Hier sind einige typische Beobachtungen, die Ihnen vielleicht
helfen können, einen frischen Blick auf das Thema »Essen« zu
werfen.

Detox

Wird das Wort Detox in der Yogaszene erwähnt, schlagen die
Herzen höher, so als ob ein Freund zu einem Festessen einlädt.
Es könnte sein, dass der Glaube an die permanente Vergiftung
des Körpers mehr dazu beiträgt, den Körper zu vergiften, als
Detoxprodukte in der Lage sind, den Körper zu entgiften.

Powerdrinks

Gerade eine starke Verdauung braucht ein gutes Training. Viele
sogenannte »Powerfoods« sind nur noch Breie oder Smoothies.
Sie sind mit der Zeit nicht nur ein langweiliger, sondern un-
inspirierender Trainingspartner für eine gesunde und starke
Verdauung.

Das gleiche gilt für den Speichel: Es könnte problematisch
werden, wenn der Körper keine Chance erhält, Speichel zu
produzieren. Denn unser Speichel macht aus gewöhnlicher
Nahrung Powerfood und erschließt wertvolle Inhaltsstoffe der
Nahrung.

Für Powerfoods brauchen Sie sich nicht an einen Tisch zu
setzen. Doch nicht nur die chinesische Medizin weiß, dass

Essen im Sitzen hilft, sich zu zentrieren und die Körpermitte zu kräftigen. Gerade warme Mahlzeiten stärken den Zentrierungseffekt und senden Wohligkeit aus.

ACHTUNG YOGI! *Wie wir schon gesehen haben, gibt ein zentriertes zweites Chakra der Gefühlswelt mehr Stabilität; man fühlt sich weniger getrieben, und ein Gefühl von Sicherheit und Zuhause kann sich ausbreiten. Wenn Sie ein Essen mit Ihrer Familie oder mit Freunden teilen, feiert Ihr zweites Chakra ein Freudenfest.*

Körperhaltung

Die richtige Körperhaltung gibt es nicht; in jeder Körperposition sind Meditation und Achtsamkeit möglich. Aber wenn Sie in einer mehr oder minder geraden Linie zwischen Erde und Himmel stehen, helfen Sie der Energie, leichter durch Ihren Körper zu fließen. Energie fließt immer von oben nach unten und von unten nach oben. Wenn Sie im Kopf, im Solarplexus oder in den Knien blockiert sind, hat es Ihre Energie schwer, sich zu bewegen.

Doch wie finden Sie nun zu einer aufrechten Körperposition?

ZUNÄCHST EINMAL GILT: *Je aufmerksamer Sie sind, desto schneller finden Sie zu einer aufrechten Wirbelsäule. Sie zeigen Größe, Stärke, Zutrauen und Kraft. Ihre Energie kann fließen.*

Vor der Praxis: Energie mobilisieren

ACHTUNG YOGI! *Die Qualität, mit der Sie Ihre Praxis beginnen, werden Sie auch während der Praxis am ehesten zur Verfügung haben.*

Power-Massagen auf der Matte

Was ist das Problem? Sind Sie gereizt, unausgeglichen, kraftlos, gefühllos, gestresst? Haben Sie kalte Hände oder fehlenden Bodenkontakt? Fühlen Sie sich unfähig, Neues zu lernen?

Massagen bieten Abhilfe. Sie sind herrliche Instrumente, um sich wieder mit Ihrem Körper und damit mit der Realität zu verbinden. Alle hier vorgestellten Methoden sind effektiv und lassen sich schnell durchführen.

Handmassage

Was macht der Bauer, wenn er das Feld pflügen will, was macht der Bauarbeiter, wenn er einen schweren Gegenstand heben will? Sie spucken in die Hände und reiben die Handflächen aneinander. Ich weiß nicht, ob sich Ihr Yoga durch Spucke in den Händen verbessert. Aber dadurch, dass Sie die Hände aneinander reiben, produzieren Sie eine Menge Energie und verbinden energisch Ihre beiden Körper- und Gehirnhälften.

DO IT: *Reiben Sie* sich die Hände, üben Sie einen sanften Druck aus und verstärken ihn allmählich. Stellen Sie sich vor, Ihre Hände wollten sich gegenseitig kennenlernen. Lassen Sie Ihre Hände sich fühlen, sich ausprobieren, sich lieben. Die rechte Hand ist [für Rechtshänder] diejenige mit der »männlichen«

Energie, die linke Hand verkörpert die »weibliche« Energie. Schon nach kurzer Zeit werden Sie sich entspannter und erfrischt fühlen.

Fußmassage im Stehen

Ihr Problem ist: Sie fühlen sich nicht mit dem Boden verbunden und haben keine Kraft in den Füßen.

DO IT: *Hier hilft* eine kleine Fußmassage. Reiben Sie Ihre Füße über den Boden, und dehnen Sie Ihre Zehen von beiden Seiten, indem Sie abwechselnd deren Unter- und auch die Oberseite in den Boden drücken.

Golf- oder Tennisballmassage

Für einen stabilen Bodenkontakt ist diese kleine Massage ein Supertrick. Ich selbst finde dafür einen Tennisball am effektivsten – aber auch ein Golfball wirkt Wunder.

DO IT: *Ziehen Sie* die Schuhe aus, und positionieren Sie einen Ball unter Ihren rechten Fuß. Dann bewegen Sie diesen Fuß in kreisenden Bewegungen auf dem Ball hin und her. Massieren Sie sie von der Ferse angefangen bis zu den Zehen. Durch diese Übung bekommen Sie nicht nur einen stabileren Bodenkontakt – Ihr ganzer Körper wird sich mehr entspannen.

Kopfmassage

Ihre Gedanken kreisen. Ihr Kopf ist heiß, den Rest des Körpers nehmen Sie nicht einmal mehr wahr. Sie sind nicht in der Lage, zuzuhören oder Neues zu lernen.

DO IT: *Reiben Sie* Ihre Kopfhaut, schieben Sie sie hin und her – zunächst sanft, dann mit zunehmendem Druck. Ziehen Sie sich sanft an den Haaren, und reiben Sie sich anschließend symbolisch Ihre Gedanken aus dem Kopf.

Ein Mensch, der gestresst und in Gedanken ist, nimmt seinen Kopf überdimensional in einer Form wahr, die nicht der Realität entspricht. Es wirkt ungemein entspannend, wenn Sie mit Ihren Händen die wirkliche Form und Größe Ihres Kopfes spüren. Auf diese Weise nehmen Sie automatisch wieder Kontakt zur Realität, zum Hier und Jetzt, auf.

Augenmassage

Sie können nicht mehr klar sehen und haben vielleicht sogar Kopfschmerzen? Sobald Ihre Augen überanstrengt sind, macht sich das im ganzen Körper bemerkbar. Die Entspannung der Augen bewirkt, dass sich Ihr ganzer Körper von unnötigem Stress erholt. Wir erwähnten es bereits: Die meisten Menschen sind so auf die Augen fixiert, dass 80 Prozent Ihres Energiehaushalts dadurch gebunden und manipuliert werden.

DO IT: *Reiben Sie* Ihre Hände so lange, bis sie richtig warm sind. Legen Sie dann Ihre Handflächen sanft und ohne Druck auf Ihre Augen, und lassen Sie diese durch die Wärme entspannen.

Bauchmassage

Ihr Bauch ist flach und zusammengezogen, Ihre Power ist aus dem Hara verschwunden. Wenn Sie Luft holen, geht diese nicht in den Bauch, sondern nur bis in die Brust. Sie fühlen sich kraftlos.

DO IT: *Reiben Sie* mit beiden Händen im Uhrzeigersinn Ihren Bauch – zu Anfang leicht und langsam, dann ein wenig fester. Nach einer Weile können Sie die Geschwindigkeit steigern, um durch den Reibungseffekt zusätzliche Energie für Ihr Hara zu produzieren. Anschließend lassen Sie die Hände einige Momente auf Ihrem Bauch ruhen.

Wiederholung

Wiederholung stärkt!
Ständiges Wiederholen schaltet den Verstand aus. Er fängt an, sich zu langweilen. Er will Neues, er will die Sensation. Denken Sie sich neue, abwechslungsreiche Handlungsabläufe aus, die dennoch immer bestimmte Übungen beinhalten. Nur so kann Wiederholung stärken und nicht zu einer Abstumpfung der Sinne führen.

DO IT: »Trockentraining«
Wählen Sie eine Yogaübung aus, und führen Sie diese in Ihrer Vorstellung ohne jeglichen körperlichen Einsatz aus.

Die Kraft des Raumes –
Inspirationen für die Praxis

Spannung bedeutet: Irgendwo im Körper ist nicht genügend Raum.

Spannungen sind Hindernisse. Sie verhindern, dass die volle Energie zur Verfügung steht und sich frei bewegen kann.

Spannungen sind aber auch immer ein Zeichen dafür, dass sich Energie ausdehnen möchte, es aber nicht kann. Der Trick lautet: *Schaffen Sie Raum durch Raum!*

DO IT: *Beobachten Sie* die Stellen im Körper, bei denen Sie das Gefühl von Raum haben. Atmen Sie in sie hinein, und lassen Sie den Raum langsam größer werden.

DO IT: »Ja!«
Spielen Sie mit dem Wort »Ja«.
Das Wort »Ja« ist eine fantastische Energiespritze und bringt Sie unweigerlich in den Moment.

Leider erlebe ich oft in der Praxis – sowohl bei Schülern, als auch bei Lehrern –, dass die Wörter »nein« oder »falsch« zu häufig benutzt werden. Dabei führt ein Nein zu nichts. Schlimmer noch: Es raubt Energie.

»Nein« oder »falsch« sind nur in einer Notfallsituation die richtigen Worte. Das Wort »Ja« löst die Dualität zwischen Falsch und Richtig auf. Ihr Verstand ist von Natur aus mit dem Außen beschäftigt, er will Sie gut aussehen zu lassen. Wenn er mitbekommt, dass etwas nicht gut sein könnte, beginnt er zu zweifeln. Dieses Zweifeln ist es, was Sie vom wahren Erleben abhält. Mit einem »Ja« auf den Lippen kommt Ihr Verstand zur Ruhe, und Sie haben für das Hier und Jetzt mehr Energie zur Verfügung, Ihr Blick ist klar.

DO IT: Nur »Ja«
Benutzen Sie während bestimmter Zeiträume nur das Wort »Ja«.
Vergessen Sie »Nein«.
Was ich ganz besonders empfehle: Sagen Sie schon »Ja«, bevor Sie mit Ihrer Praxis beginnen. Es wird Sie anspornen, Ihnen Mut geben und all das, was sie fühlen, genauer fühlen lassen.

DO IT: *Eine einfache* Übung verdeutlicht unmittelbar die Kraft des Wortes »Ja«: Sagen Sie innerlich Ja, und laufen Sie im Ja-Zustand durch den Raum, spüren Sie dabei genau, wie sich Ihr Körper anfühlt und dann speziell wie sich der Herzraum anfühlt. Danach wiederholen Sie innerlich Nein und gehen im Nein-Zustand durch den Raum. Dann gehen Sie wieder im Ja durch den Raum und erkunden dabei, ob dies einen Unterschied für Sie macht.

Der Zauber der Langsamkeit

Bewegen Sie sich in Ihrer Praxis von Zeit zu Zeit bewusst etwas langsamer. Der Verstand ist immer an Geschwindigkeit und schnellen Resultaten interessiert. Er neigt dazu, Bewegungen schnell hinter sich zu bringen, und möchte ein Ergebnis. Durch Verlangsamung bringen Sie automatisch Bewusstsein in Ihre Bewegungen.

DO IT: *Verlangsamung* ist eine geniale Methode, mechanische oder angstbesetzte Bewegungen und Verhaltensweisen zu brechen und sich wieder für ein größeres Maß an Energie zu öffnen.

Splendid Isolation:
Bewegungen aufteilen

Jede Asana besteht aus vielen kleinen Teilstücken oder Sequenzen. Richten Sie Ihre Aufmerksamkeit auf einen Teil Ihrer Bewegung oder auf einen Körperteil. Auf diese Weise isolieren Sie jeweils einen Einzelaspekt und machen daraus eine Meditation.

Das bedeutet für Ihr Yoga: Sie bringen Aufmerksamkeit in eine Handlung und erhalten dadurch Energie in einer Sequenz Ihrer Bewegung, wo Sie vorher Energie verloren haben.

Durch Ihre Aufmerksamkeit wird Ihr Körper von selbst beginnen, die richtige Voraussetzung zu schaffen, damit Sie sich leichter, effizienter und entspannter bewegen.

DO IT: *Richten Sie* Ihre Aufmerksamkeit auf einen kurzen Moment Ihres Bewegungsablaufs, zum Beispiel bevor Sie mit den Händen die Matte berühren oder wann Sie Ihre Knie beugen.

DO IT: *Geben Sie* den Sequenzen einer Bewegung Bezeichnungen, die Sie immer genau im passenden Moment aussprechen. Hierdurch testen Sie, ob Sie wirklich bei Ihren Bewegungen präsent sind. Beim Stehen können Sie beispielsweise den Moment wählen, in dem Ihre Fersen den Boden berühren.

Sie können die Methode der Isolierung auch insbesonders dann einsetzen, wenn Sie das Gefühl haben, dass eine Bewegung nicht harmonisch ist. Spüren Sie in sich hinein, achten Sie darauf, welcher Teil Ihres Körpers ein Gefühl des Unwohlseins ausstrahlt.

Müssen Sie sich verspannen?

Je nach Typ spannt der Mensch automatisch Muskeln oder Muskelgruppen an, wenn er bestimmte Bewegungen ausführen soll. Was immer der Grund dafür sein mag – unsere ureigene Angst vor dem Fallen oder die Erinnerung an alte körperliche oder an emotionale Verletzungen – wir Menschen sind es allzu sehr gewohnt, unsere Kiefermuskeln, Gesäßmuskeln, den Psoas,

Nackenmuskeln, Gesichtsmuskeln etc. ohne aktuellen Grund oder Notwendigkeit für die Ausführung einer Bewegung zu verspannen. Wählen Sie einzelne Bewegungen aus, und achten Sie darauf, welche Muskeln Sie gebrauchen, die nicht die von Ihnen gewünschte Bewegung unterstützen.

Was aktiviert diese Muskeln? Zunächst ist es Ihre Gewohnheit. Sie möchten etwas tun, und Ihr System gibt Ihnen den Befehl, sich zu schützen. Die Muskeln werden besonders dann aktiviert, wenn Sie Ihrem Körper befehlen, eine Bewegung in einer bestimmten Form zu machen. Ihr Körper weiß mit Befehlen nur ganz schlecht umzugehen.

DO IT: *Stellen Sie* Ihrem Körper eine Frage, und überlassen Sie es ihm, eine Antwort zu finden: Was muss ich machen, um einen guten Bodenkontakt zu erhalten? Wie viel Kraft muss ich einsetzen, um diese Asana auszuführen? Hören Sie auf das, was Ihr Körper antwortet.

Smile!
Lächeln Sie sich durch Ihre Praxis

Lächeln erleichtert die Arbeit des Herzens. Lächeln verbindet Sie automatisch mit dem Herzen. Mit einem Lächeln schaffen Sie nicht nur Raum in Ihren Gedanken und Gefühlen, sondern auch im Körper: zwischen den Gelenken und in den Muskeln.

Lächeln verwandelt die Zellen im Körper in Licht und ist vielleicht das effektivste Mittel, um Ihren Körper von einem Moment auf den anderen am Leben teilhaben zu lassen.

ACHTUNG YOGI! *Ein Lächeln ist eine einfache Yogaübung, die, sobald Sie mit dem Herzen in Verbindung steht, in unseren Gefüh-*

len, im Denken, Hören und Sehen Platz verschafft. Dieser Platz ist die Lösung zu allem, was außen ist und für uns problematisch zu sein scheint. Er gibt Ihnen das Wissen, wer Sie sind, unabhängig von äußerlichen Umständen. Das ist ein wirklich befreiender und glücklich machender Zustand.

DO IT: *Beginnen Sie* mit einem Lächeln. Lächeln Sie in Ihren Körper hinein. Sie werden sofort feststellen, dass Ihr Körper sich intelligent, leicht und effizient fühlt. Beim Lächeln entsteht immer etwas, das größer ist als Sie selbst.
Lächeln Sie. Sobald Sie spüren, dass Ihr Körper dieses Lächeln von selbst produziert, beginnen Sie mit Ihrer Praxis.
Lächeln Sie zunächst für 3 bis 4 Sekunden, und spüren Sie, ob es stimmt, dass Lächeln Ihnen Energie gibt.

DO IT: Testen Sie, ob ein Lächeln wirkt
Praktizieren Sie eine Vorwärtsbeuge oder eine Drehung einmal mit einem Lächeln und ein anderes Mal mit einem ernsten Gesicht. Wenn Sie jetzt spüren, dass Ihnen die Übung mit einem Lächeln leichter fällt, tun Sie sich den Gefallen.
Gehen Sie durch eine körperlich beziehungsweise kräftemäßig herausfordernde Asana einmal mit einem Lächeln, einmal ohne ein Lächeln, und spüren Sie den Unterschied.

Hände: Ein Geben und Nehmen

Ihre Hände sind die idealen Instrumente, um Energie aufzunehmen und auszusenden. Sie stehen in direktem Kontakt mit dem Herzen, wo Energie in Liebe umgewandelt wird.

Beim Boxen werden die Hände geschlossen. Dadurch wird vermieden, dass ein Boxer Energie durch die Hände aufnehmen kann, und es fällt ihm leichter, auf einen Gegner einzuschlagen. Ein Boxer muss Energie durch den Boden aufnehmen; deshalb sieht man Boxer auch so oft auf- und abspringen. Für einen Boxer wäre es höchst unklug, vor einen Kampf durch seine geöffneten Hände Herzensenergie zu spüren.

Im Yoga geht es jedoch um etwas ganz anderes: Sie wollen mit Ihrer Herzensenergie üben. Natürlich hält Sie niemand davon ab, zur Vorbereitung auf Ihre Praxis auf- und abzuspringen, aber das können Sie auch mit geöffneten Händen.

ACHTUNG YOGI! *Indem Sie mit den Händen fühlen, bringen Sie Ihre Herzensenergie zum Fließen.*

Balance: männlich – weiblich

Männlich und weiblich
Halten und Loslassen
Geben und Nehmen

Jede Asana hat in ihrer Idealform einen gleichen Anteil an männlicher und weiblicher Energie. Praktisch heißt das: Wenn Sie sich anspannen, müssen Sie zu einem anderen Zeitpunkt die gleiche Kraft wieder loslassen. Wenn Sie geben, müssen Sie auch fähig sein zu nehmen. Ist das Verhältnis zwischen männlichem Anteil (Geben, Yang) und weiblichem Anteil (Nehmen, Yin) nicht ausgewogen, entsteht ein Konflikt. Dann arbeitet ein Yogi gegen die eigene Natur.

Bei nahezu allen Yogaschülern überwiegt der männliche Ansatz, die Yang-Energie. Sie stehen unter Druck, weil sie in erster Linie denken, dass Yoga eine Aktivität sei. Und sie fühlen sich schlecht, wenn sie nichts tun.

Aber es gibt auch den umgekehrten Fall. Der Yogi ist zu lange passiv. Dadurch hat er Schwierigkeiten, überhaupt in Schwung zu kommen.

Ein Beispiel für ein unausgewogenes Verhältnis: Der Yogi geht schneller durch die Asana, als der Lehrer ihn dazu anleitet.

Der Yogi hält den Atem an oder lässt Teile einer Übung aus.

In jeder Bewegung sollten Yin und Yang ausgeglichen sein. Das ist beispielsweise dann der Fall, wenn Sie fähig sind, vollständig ein- und auszuatmen. Einen Muskel, den Sie anspannen, sollten Sie im nächsten Moment vollkommen entspannen können.

DO IT: *Wenn Sie* eine Körperhälfte benutzen, sollten Sie auch die andere bewegen.

Energie durch Unendlichkeit

ACHTUNG YOGI! *Gedanken können nur innerhalb logischer Grenzen existieren. Wenn Sie sich etwas als unendlich vorstellen, hören Sie automatisch auf zu denken. Je enger Ihr Fokus ist, desto mehr sind Sie mit Denken beschäftigt.*

DO IT: *Schließen Sie* die Augen, und stellen Sie sich einen Teil Ihres Körpers als grenzenlos vor. Sie können dieses Experiment mit jedem Körperteil durchführen. Je grenzenloser der jeweilige Körperteil für Sie wird, desto mehr verschwindet die Identifikation und desto mehr ist der Körper bereit, neu zu lernen und spontan zu reagieren.

Tier-Power!

Tiere sind geballte Energie – sie haben keine Gedanken, keine Vergangenheit, keine Zukunft.

Wählen Sie ein Tier, das Sie mit seiner Energie in Ihrem Yoga ideal unterstützen kann. Stellen Sie sich zum Beispiel vor, Sie seien ein Reh oder ein Gepard. Bereits das Bild eines solchen Tieres kann Sie in einer Stunde oder bei einer bestimmten Asana unterstützen. Viele Yogahaltungen korrespondieren mit Tiernamen oder sind direkt aus der Beobachtung der Haltungen und Bewegungen von Tieren entstanden.

DO IT: *Ballen Sie* Ihre Hände zu Fäusten, und fühlen Sie Ihre Stärke; schieben Sie Ihr Kinn vor. Stellen Sie sich vor, Sie seien ein energiegeladenes Tier, und spüren Sie dies innerlich. Das wird Sie rasch aus Ihrer verstandesmäßigen Verstrickung bringen. Ein Tier kann es sich gar nicht leisten zu denken; es handelt. Es zögert nicht. Es hat jederzeit all seine Kraft zur Verfügung. Ein Tier weiß: In jedem Moment geht es um Leben und Tod.

Clap Your Hands!

DO IT: Klatschen mobilisiert Energie
Klatschen Sie für eine extra Portion Energie schnell und kräftig in die Hände. Das Geräusch holt Sie zudem aus tiefen Gedanken.

DO IT: Ins Hier und Jetzt durch Zählen
Geben Sie einzelnen Bewegungsabfolgen Namen oder Nummern, und wiederholen Sie diese während deren Ausübung. Dadurch ist der Kopf mit dem Jetzt beschäftigt und gibt ablenkenden Gedanken weniger Gelegenheit, sich einzumischen.

Auch Schmerz ist Energie

Im Yoga haben Sie immer wieder mit Schmerzen zu tun. Auch diese können ideal genutzt werden, um Energie aufzubauen. Aber erzeugen Sie niemals künstlich Schmerzen. Im Gegenteil: Schmerz ist ein Symptom von Übertreibung, damit sendet der Körper die Nachricht: »Stopp!« oder »Vorsicht!« aus.

Andererseits können Sie auch mit Schmerzen eine innige Freundschaft schließen. Wenn Sie Schmerzen spüren, heißt das erst einmal nur, dass Sie Ihren Körper oder einen bestimmten Teil Ihres Körpers besonders intensiv spüren. Die Erkenntnis, dass Sie nicht die Schmerzen fühlen, sondern Ihren Körper, stellt eine große Befreiung dar, da sie den Schmerzen das Mysteriöse nimmt.

Absurderweise ist der Versuch, Schmerzen nicht zu fühlen, schmerzhafter, als Schmerzen zu fühlen.

ACHTUNG YOGI! *Wenn es Ihnen nicht möglich ist, entspannt ein- und auszuatmen, macht es keinen Sinn, tiefer in eine Asana zu gehen.*

DO IT: *Wenn Sie* Schmerzen fühlen, vergessen Sie Ihren Körper als Ganzes. Konzentrieren Sie sich nur auf den Teil, in dem Sie die Schmerzen wahrnehmen. So werden Sie zum Beobachter. Durch die Schmerzen wird Ihre Wahrnehmung präziser.
Hören Sie Ihren Schmerzen genau zu. Finden Sie heraus, wo der Schmerz exakt liegt. Es ist nicht der ganze Körper oder das ganze Bein. Vielleicht tut nur eine fingernagelgroße Stelle weh. Je mehr Sie den Schmerz beobachten, desto genauer können Sie ihn lokalisieren.
Akzeptieren Sie den Schmerz. Stehen Sie dazu, ihn zu fühlen, und weichen Sie ihm nicht aus. In 90 Prozent der Fälle werden

Sie feststellen, dass er verschwunden ist. Wenn nicht, empfiehlt es sich, früher oder später einen Arzt aufzusuchen.

A Kind of Magic

Sicher haben Sie das auch schon mal erlebt: Sie haben sich bis zum Äußersten angestrengt und können einfach nicht mehr weiter; vielleicht wird Ihnen auch die Sinnlosigkeit Ihrer Anstrengung bewusst – und dann lassen Sie los. Die Momente, in denen Sie loslassen, sind wirkliche »magic moments« im Yoga. Ihre aufgestaute Energie verlässt den Körper und »Bumm« – plötzlich kommt eine unglaubliche Menge an Energie zurück.

Das kann immer wieder geschehen, wenn Sie die Grenze Ihrer vermeintlichen Leistungsfähigkeit erreichen und vom Verstand her keine Möglichkeit sehen, auch nur einen Schritt mehr zu tun.

Warten mit Leidenschaft

ACHTUNG YOGI! *Intensives Warten schafft Stille. Man wird aufmerksam und erhält die Fähigkeit, spontan und angemessen zu reagieren. Indem Sie mit Ihrer ganzen Leidenschaft warten, entsteht Meditation.*

DO IT: *Achten Sie* beispielsweise in Ihren Yogastunden auf die Momente des Wartens, und nutzen Sie diese Momente intensiv, um Stille oder Entspannung wahrzunehmen

Ich und Er

Wir haben einen wunderbaren Körper, der die tollsten Dinge mitmacht, und wir halten das für selbstverständlich. Manchmal beschweren wir uns sogar, wenn er sich unseren Forderungen verweigert. Doch statt immer nur zu fordern, danken Sie Ihrem Körper lieber regelmäßig, und fragen Sie ihn, was er Ihnen mitzuteilen hat.

ACHTUNG YOGI! *Behandeln Sie Ihren Körper wie einen Freund!*

Wenn Sie nicht wissen, wie Sie eine Bewegung ausführen sollen, fragen Sie Ihren Körper. Spüren Sie ihn, und achten Sie genau auf seine Reaktionen. Er zeigt Ihnen, wie Sie sich effizient und ohne Schmerzen sportlich betätigen. Nehmen Sie sich Zeit für Ihren Körper – es lohnt sich.

Touch Down: Energie durch Berührung

ACHTUNG YOGI! *Liebevolle Berührungen bewirken eine Veränderung der Körperchemie. Besonders in Situationen, die normalerweise Stress auslösen, ist ein liebevoller körperlicher Kontakt Gold wert.*

Eine Umarmung, eine Hand auf der Schulter oder ein Händedruck geben einem Sportler einen zusätzlichen Energieschub und bringen ihn sanft in die Gegenwart. Gerade wenn der Yogi Energie verliert, weil er sich selbst kritisiert oder weil er unkonzentriert ist, kann ein körperlicher Kontakt genau das Richtige sein, um ihn wieder Realität und den gegenwärtigen Moment spüren zu lassen.

Runde Bewegungen sind perfekt

Wenn eine Bewegung unharmonisch wirkt, zeigt dies fast ausnahmslos, dass der Übende nicht im Moment ist. Er ist zielorientiert und will das Angefangene schnell hinter sich bringen.

Führen Sie Ihre Bewegungen immer bis zum Ende durch, sonst unterbrechen Sie Ihren Energiefluss!

ACHTUNG YOGI! *Eine ideale Bewegung beschreibt immer einen Kreis bzw. eine Spiralform. Eckige Bewegungen bringen Sie aus Ihrem Zentrum. Jede Bewegung, die einen Kreis beschreibt, sieht nicht nur besser aus, sondern sie unterstützt Ihren Körper vor allem darin, sein Gleichgewicht zu finden. So können Sie Verletzungen vermeiden und auf der feinstofflichen Ebene Ihre Energie beibehalten.*

Jede Bewegung wird durch eine Gegenbewegung eingeleitet. Diese Gegenbewegung kann minimal sein, aber ist doch immer vorhanden.

Wenn Sie sich beispielsweise aufrichten, wird Ihr Nervensystem Sie erst etwas weiter nach unten schicken, bevor Sie Ihren Körper himmelwärts bewegen. Wollen Sie sich nach unten bewegen, werden Sie sich zu Beginn immer noch einmal nach oben strecken: Dies ist der Impuls, der Ihre abwärtsgerichtete Bewegung einleitet. Die Achtsamkeit auf diese Momente lässt Ihre Bewegungen definierter werden. Dadurch, dass Sie eine größere Kontrolle über den gesamten Bewegungsablauf erlangen, wird es Ihnen wahrscheinlich möglich sein, allmählich tiefer in Ihre Asanas zu gehen.

DO IT: *Beginnen Sie immer mit einer Gegenbewegung.*

ACHTUNG YOGI! *Erst die Gegenbewegung gibt dem Körper die Möglichkeit, in die richtige Position für eine runde Bewegung zu kommen.*

Lassen Sie Ihre Bewegung aus dem Hara entstehen. Das wird Sie dabei unterstützen, die Bewegung in einer Kreisform auszuführen. Widmen Sie Ihre Aufmerksamkeit wahlweise dem Anfang oder dem Ende einer Bewegung. Ob Ihre Bewegungen rund sind und im Hara beginnen und enden, lässt sich leicht überprüfen: Schauen Sie, ob Sie vor und nach einer Bewegung in einer stabilen Körperposition stehen. Fühlen Sie sich wacklig, dann suchen Sie die Position, in der Sie den sichersten Kontakt zum Boden haben.

DO IT: *Mit kleinen* Spiralbewegungen den Weg in eine Asana finden. Um in eine Asana zu gelangen, bewegen Sie sich nicht einfach nur in die Richtung, die Ihnen die Asana vorgibt, sondern erlauben Sie sich, mit kleinen kreisenden Bewegungen in diese Position zu finden. So ermöglichen Sie Ihrem Körper, sich in jedem Moment der Bewegung optimal auszurichten.

Spiegelübung

DO IT: Übung mit einem imaginären Partner
Stellen Sie sich vor, Sie haben einen Yogi als Freund, der jede Asana, die Sie ausführen, unter Ihnen im Boden spiegelt, zum Beispiel im Herabschauenden Hund. Dieser Partner drückt mit seinen Händen und Füßen gegen Ihre Hände und Füße. In einer Standhaltung stehen Sie auf seinen Fußsohlen, und im Bogen drückt Ihr Bauch gegen seinen.

Diese Art zu üben möchte ich jedem ans Herz legen, der seine Asanas präziser von unten aufbauen will und mehr Achtsamkeit im Kontakt zum Boden kultivieren möchte.

Wasserkraft

Praktizieren Sie nie mit einem trockenen Mund. Mit einem wässrigen Mund ist der Körper in der Lage, mehr Energie aufzunehmen. Bevor Sie Ihre Praxis beginnen, sammeln Sie in Ihrem Mund den Speichel.

DO IT: *Eine Methode,* um den Mund innerlich zu befeuchten, besteht darin, 36-mal mit der Zunge durch den Mund zu fahren oder 36-mal die Zähne sanft zusammenzuschlagen.
Wenn Sie zuviel Speichel gesammelt haben, schlucken Sie ihn langsam herunter. Am besten stellen Sie sich vor, dass sich dadurch Energie im Hara sammelt.

Zu viel Energie?

Energie ausgleichen – nach dem Yoga

Nach einer Anstrengung kann es sein, dass Sie einen Überschuss an Energie spüren. Besonders nach größeren Anstrengungen halten Sie möglicherweise zu viel Energie im Körper. Sie fühlen sich unkonzentriert, der Kopf ist unverhältnismäßig heiß, Sie haben wenig Gefühl in den Händen und einen schlechten Kontakt zum Boden. Vielleicht haben Sie auch das Gefühl, vor Energie zu platzen. Dies deutet darauf hin, dass Ihre Energie nicht im Fluss ist.

ACHTUNG YOGI! *Energie muss fließen. Damit ein reger Austausch stattfindet, müssen Sie im gleichen Maße Energie abgeben können, wie Sie Energie aufnehmen.*

DO IT: Eine geniale Methode

Knien Sie sich hin, und legen Sie Ihre Stirn auf den Boden. Lassen Sie Ihre Energie durch die Stirn in den Boden abfließen. Yogis, die diese Methode 1 bis 10 Minuten lang anwenden, fühlen sich hinterher wesentlich leichter und wie nach einem guten Schlaf erfrischt.

Energie im Sitzen

Man verliert Energie niemals aus rund geformten Einheiten. Durch Hände und Füße fließt dagegen Energie leicht ab. Yogis sitzen nicht ohne Grund mit gekreuzten Beinen und ineinander verschränkten Händen. Wenn Sie beide Hände ineinander legen, entsteht ein Energiekreislauf, der Sie rasch mit Energie aufladen wird.

Energie durch Verlängern

DO IT: *Konzentrieren Sie* sich jetzt stärker auf Ihre Mittellinie als auf Ihre Wirbelsäule. Wann immer Sie sich bewegen, denken Sie: »Verlängern!«. Entlang dieser Linie können Ihre Muskeln sich entspannen, sodass sich Ihre Energie möglichst ohne Reibungsverlust in Ihrem Körper ausbreiten kann. Unabhängig davon, wie Sie sich bewegen oder welche Asana Sie praktizieren – diese Linie wird nicht geknickt oder gequetscht.

High Energy Recharging Position

Dies ist eine der effektivsten und leichtesten Methoden, wie Sie sich nach einer harten, Energie raubenden Anstrengung schnell wieder regenerieren. Und das Wunderbare daran ist: Sie selbst brauchen nicht das Geringste zu tun.

DO IT: *Legen Sie* sich wie ein Baby im Mutterleib auf Ihre rechte Körperseite. Konzentrieren Sie sich ganz auf die Energie in Ihrem Körper. Durch diese Körperhaltung wird ein Energie-kreislauf geschlossen: Die Energie wird langsam anfangen zu kreisen und Sie wieder aufladen. Schon nach wenigen Minu-ten fühlen Sie sich garantiert wie neu geboren.

Power from Mother Earth

Mutter Erde ist das wichtigste Power-Reservoir.

DO IT: *Wenn Sie* durch Ihre Füße Kontakt zum Boden aufnehmen, steht Ihnen dessen Kraft zur Verfügung. Oder Sie legen sich auf den Rücken oder auf den Bauch und entspannen sich. Die Erde pumpt Sie am besten dann mit Energie auf, wenn Sie gar nichts tun. In der Entspannung sind Sie rezeptiv und erleichtern der Energie den Zugang zu Ihrem Körper.

Get Together!

ACHTUNG YOGI! *Yoga mit anderen Praktizierenden ist wunder-voll, weil es Ihnen auf diese Weise leichter fällt, immer wieder über Ihren alltäglichen Energielevel hinauszugehen, und zwar müheloser.*

Mehr Energie durch Raum

DO IT: Zwischenräume wahrnehmen

Nehmen Sie nicht die anderen Yogaübenden wahr, sondern nur die Zwischenräume. Anstatt Ihre Aufmerksamkeit auf diesen und jenen Yogi im Raum zu richten, konzentrieren Sie sich ganz auf den Raum zwischen sich und den anderen Yogis. Dadurch nehmen Sie weniger die Menschen wahr, sondern mehr den Raum, in dem sie alle sich bewegen. Sie bekommen auf einmal ein ganz neues Raumgefühl – und verstehen ihn zu nutzen und sich darin auszubreiten.

Schon nach kurzer Zeit werden Sie feststellen, dass Sie mehr bei sich sind und sich die Qualität Ihrer Asanas verändert. Im Grunde genommen ist diese Achtsamkeitsübung eine Herzmeditation, die umso besser funktioniert, je mehr Sie Ihre Konzentration auf die Herzgegend legen.

Gefällt Ihnen diese Übung, dann gibt es noch eine weitere wunderbare Möglichkeit, mit Ihrer Achtsamkeit und Ihrer Herzenergie zu experimentieren.

DO IT: *Spielen Sie* in Ihrer Praxis mit dem Gedanken und dem Gefühl von Grenzenlosigkeit.

Sie können den Prozess von Grenzenlosigkeit unterstützen, indem Sie auf den Rhythmus der anderen Yogis im Raum achten. Immer wieder gilt: Je freundlicher die Menschen zueinander stehen, desto mehr Energie wird freigesetzt und desto mehr wird Grenzenlosigkeit zu einer normalen Erfahrung.

Noch größer kann die Energie werden, wenn sich mehrere Menschen gemeinsam die Aufgabe stellen, die Qualität von Energie oder Stille bewusst zu spüren.

ACHTUNG YOGI! *Durch das Denken trennen Sie sich von Ihrer Energie-Existenz. Denken allein ist keine Brücke, es ist nicht einmal Kommunikation. Durch Stille entsteht Verbundenheit. Ohne Worte bilden Menschen beinahe zwangsläufig eine energetische Einheit oder einen Energiekreis.*

Wenn Sie mit einem Partner üben und zwischen Ihnen eine unfreundliche Atmosphäre herrscht, kostet das Energie. Sie werden sich in der Praxis übermenschlich anstrengen müssen, um ein Ergebnis zu erreichen, das Sie andernfalls kinderleicht erreichen würden.

DO IT: *Experimentieren* Sie mit der Idee, dass Stille Ihre Yogapraxis bestimmt. Seien Sie besonders darauf bedacht, Momente der Stille in Ihren Asanas zu erkennen und zu nutzen.
Finden Sie heraus, wie es sich anfühlt, während der Praxis die Herzgegend entspannt und offen zu halten.

DO IT: Kleine Visualisierungen
Bei jeder Ausatmung stellen Sie sich vor, dass Ihr Ich kleiner wird. Sie können sich darauf verlassen: Ihre Praxis wird sich dadurch kräftiger, saftiger, energiereicher anfühlen. Wenn Sie sich zudem Licht vorstellen, das Sie mit den anderen Praktizierenden verbindet, entsteht ein gemeinsames Energiephänomen.

AKTION UND MEDITATION

Mehr Energie und Achtsamkeit
durch aktive Meditation

Probieren Sie aktive Meditationen aus. Sie eignen sich ideal, um bestimmte Qualitäten im Yoga zu unterstützen. Im Folgenden beschreibe ich kurz einige dieser Techniken und erläutere, worin meiner Erfahrung nach ihr besonderer Einfluss auf die Yogapraxis liegt. Es ist wunderbar, damit zu experimentieren. Wenn Sie feststellen, dass eine dieser Techniken für Sie besonders gut funktioniert, tun Sie sich einen großen Gefallen, wenn Sie sie in Ihren Tagesablauf integrieren.

Hier nun eine kleine Auswahl, zu der Sie auch begleitend Musik einsetzen können. Die Nataraj-, Mandala-, Humming-, Schüttel- und die Gibberish-Meditation beruhen allesamt auf alten überlieferten Techniken. Sie wurden in dieser, für nahezu jeden anwendbaren und besonders effektvollen Form von Osho, einem aus Indien stammenden Meister, entwickelt.

Tanzen (Nataraj)

Allzu oft muss der Körper in der Yogapraxis festgelegten Strukturen folgen. Machen Sie Ihrem Körper von Zeit zu Zeit eine kleine Freude, wählen Sie eine Musik aus, und lassen Sie Ihren Körper dazu seine ganz eigenen Bewegungen finden. Finden Sie heraus, wie still es in Ihrem Inneren ist, wenn Sie Ihren Körper freilassen und ihn all jene Bewegungen ausführen lassen, die er machen will.

Nachdem Sie eine halbe Stunde oder länger getanzt haben, legen Sie sich, falls möglich, auf den Boden, und erlauben Sie so Ihrer freigesetzten Energie, zur Ruhe zu kommen. So fällt es Ihnen ganz besonders leicht, zu meditieren.

Die hier erfahrene Leichtigkeit des Tanzens können Sie später in Ihre Yogapraxis integrieren.

Mandala-Meditation

Mit der Mandala-Meditation laden Sie Ihre Batterie auf.

Die Mandala-Meditation eignet sich für alle, die Ausdauersport-arten besonders zu schätzen wissen. Die Meditation führt Sie durch verschiedene Schichten von Energie und ist sehr zentrie-rend.

Tipp: Wärmen Sie sich vor dieser Meditation unbedingt schon durch Stretching etwas auf.

In der ersten Viertelstunde laufen Sie so schnell wie möglich auf der Stelle. Die Augen fixieren ein selbst gewähltes entferntes Ziel. Stellen Sie sich dabei vor, die Knie und Armbewegungen beschrieben einen Kreis. Laufen Sie so schnell wie nur irgend-wie möglich, und ganz egal, wie sehr Sie sich verausgaben: Lassen Sie Ihr Ziel in der Ferne nicht aus den Augen.

Nach 15 Minuten setzen Sie sich so zu Boden, dass Ihre Sitz-knochen stabilen Kontakt zum Boden haben. Dann beginnen Sie, ohne diesen Kontakt zu verlieren, um Ihren Körperschwer-punkt, etwa eine Handbreit unter dem Nabel, im Uhrzeigersinn zu rotieren.

Nach weiteren 15 Minuten legen Sie sich auf den Boden und bewegen Ihre Augen im Uhrzeigersinn in möglichst weiten Kreisen.

In den nun folgenden letzten 15 Minuten richten Sie sich wieder auf, nehmen eine bequeme Sitzhaltung ein und ent-spannen noch tiefer in Ihr Zentrum hinein.

Summen (Nadabrahma, Humming Meditation)

Diese Meditation ist nach einer Yogaklasse ideal, wunderschön aber auch in der Nacht oder am frühen Morgen.

Die Nadabrahma-Meditation beschreibt eine in Tibet sehr verbreitete Technik in drei Phasen. In der ersten Phase summen Sie einen Ton. Wenn Sie gemeinsam mit anderen meditieren, entwickelt sich nach einer Weile fast zwangsläufig ein gemeinsamer Ton. Es entsteht eine Schwingung, die jeden Unterschied zwischen innen und außen auflöst. Durch die feine Vibration des Summens werden die Körperzellen erfrischt, weil auf sehr feine Art und Weise körperliche und mentale Spannungen abgebaut werden und sich neue Möglichkeiten ergeben, alte Energie abzugeben und neue Energie aufzunehmen.

In der zweiten Phase, mit geschlossenen Augen, beschreibt die Methode eine gebende und später eine nehmende Bewegung. Somit können wir erforschen, wie eine Bewegung, die wir normalerweise sehr schnell machen, eine tiefe Bedeutung haben kann, wenn wir bereit sind, sie achtsam auszuführen und so Bewusstsein in sie hineinbringen. Gerade Geben und Nehmen eignen sich gut, um im täglichen Leben Achtsamkeit zu praktizieren, wofür diese Meditation ein perfektes Beispiel ist.

Schüttelmeditation (Kundalini)

Diese Meditation trägt auch den Sanskrit-Namen Kundalini. Sie ist eine aktive Meditation, die durch eine Schütteltechnik ein Übermaß an Energie freisetzt, welches sich in Stress, Verspannungen und Müdigkeit ausdrücken kann. Somit eignet sie sich hervorragend, körperliche und mentale Spannungen abzubauen. Aber nicht nur das: Selbst nach körperlich anstrengenden Tagen beweist sie, dass der Körper in der Lage ist, ebenfalls Energie zu erzeugen. Wichtig ist, dass Sie während des Schüttelns immer einen guten Bodenkontakt beibehalten, dass Ihre Knie immer gebeugt sind, das Becken locker ist und dass Sie Ihren Kopf auf keinen Fall in den Nacken legen.

Nach 15 Minuten Schütteln ist es dann wunderbar, 15 Minuten lang intensiv zu tanzen. So erhalten die Kraft und insbesondere die Energie, die freigesetzt wurden, die perfekte Möglichkeit, sich auszudrücken. Dann setzten sie sich 15 Minuten lang aufrecht hin und halten guten Kontakt zu Ihren Sitzhöckern, bevor Sie sich noch für 15 Minuten auf den Boden legen und Ihren Knochen die Erlaubnis geben, sich durch die Erdanziehung von alleine in die ideale Position zu bewegen. Tauchen Sie ganz in die Bereiche ein, in denen Sie Grenzenlosigkeit wahrnehmen.

Gibberish (Kauderwelsch)

Ob eine Minute oder eine Dreiviertelstunde: Im Gibberish haben die Stimmen in Ihrem Kopf mit ihren zahllosen Ideen, Kritiken und Kommentaren mal so richtig die Gelegenheit, sich bemerkbar zu machen. Reden Sie in sinnfreier Sprache einfach drauflos, wie Ihnen der Schnabel gewachsen ist. Packen Sie alles aus, laut oder leise, zärtlich oder hart. Sprechen Sie kein bekanntes Wort, und tun Sie dies mit größtmöglicher Leidenschaft. Insbesondere Ihrem fünften Chakra mit seinen untereinander ständig in Konflikt liegenden Glaubenssystemen bereitet diese Meditation schiere Freude. Wenn Sie achtsam sind, werden Sie schnell spüren, wie befreiend es ist, Ihren Gedanken einfach mal jeglichen Ernst abzusprechen. Genießen Sie die Stille danach und die Möglichkeit, die Gedanken, die nun auftauchen, mit mehr Abstand und Stille wahrzunehmen.

DIE VIER GRUNDPOSITIONEN

Sitzen, Stehen, Liegen und die liegende Kindhaltung sind vier Positionen, in denen Sie sich während Ihrer Praxis mit großer Wahrscheinlichkeit oft aufhalten. Hier haben Sie die besten Voraussetzungen, sich zu sammeln und Ihre Achtsamkeit zu kultivieren. Je besser Sie mit diesen Positionen vertraut sind und je mehr Sie sich in diesen Positionen entspannen können, desto leichter wird es Ihnen fallen, Achtsamkeit zu praktizieren und in Meditation zu versinken. Oder, etwas anders ausgedrückt: Hier existieren die besten Voraussetzungen dafür, aus der Welt der Objekte in die subjektive Welt einzutauchen, um diese beiden Welten anschließend durch Achtsamkeit zu verbinden.

ACHTUNG YOGI! *Eine Haltung entwickelt sich dann in eine Asana, wenn Sie entspannt in ihr verweilen. Erst in der Entspannung kann eine Asana die für sie typischen Qualitäten entwickeln. So gesehen ist es nicht verkehrt, wenn wir uns Entspannung als eine Art Antenne vorstellen.*

In diesen vier Haltungen können Sie Ihren Muskeln erlauben, vollkommen loszulassen.

ACHTUNG YOGI! *Zur Erinnerung: Muskeln sind nicht dafür geeignet, uns in einer Position zu halten. Sie dienen vielmehr der Bewegung.*

Achtsamkeitsübung im Sitzen mit anschließender Meditation

Sitzen ist für die meisten Menschen die am besten geeignete Haltung, um Meditation zu erfahren und Achtsamkeit zu üben. Die Vertreter der verschiedensten Meditationsformen von Vipassana bis zu Zazen und vielen anderen Schulen haben sich nicht ohne Grund die äußere Form des Sitzens als wesentlichen Bestandteil ihrer Technik zu eigen gemacht.

Nahezu jede Yogapraxis beginnt und endet mit einer Sitzhaltung: Kein Wunder, denn in dieser Haltung stehen uns die besten Voraussetzungen zur Verfügung, unseren Körper gleichzeitig entspannt und wach zu erfahren. Das Ziel dieser Übung ist es, Sie langsam darauf vorzubereiten, dass Sie eines Tages problemlos täglich eine Stunde in Meditation sitzen können und dabei den größten »Spass« Ihres Lebens haben. 15 Minuten ist zu Anfang eine gute Herausforderung. Dazu vorweg ein kleiner Ratschlag:

ACHTUNG YOGI! *Genießen Sie jeden Moment, nichts tun zu müssen. Dies ist die Zeit, Ihre Gedanken und Gefühle, ganz gleich wie groß oder klein sie sein mögen, im unendlichen Raum loszulassen.*

Wenn Sie nicht in der Lage sind, 15 Minuten lang ruhig zu sitzen, ist es möglicherweise hilfreich, wenn Sie vorher einige herausfordernde Asanas üben, laufen gehen oder, falls Ihre Gedanken dann immer noch die Oberhand haben, beispielsweise die beschriebene Gibberish-Meditation praktizieren.

Denken Sie daran: Meditation ist kein Muss und erst recht keine Strafarbeit, sondern purer Luxus. Nachfolgend erhalten Sie ein gute Auswahl von Möglichkeiten, auf die Sie einzeln

oder in Kombination immer wieder zurückgreifen können und
die Ihnen helfen, eine bequeme Position zu finden.

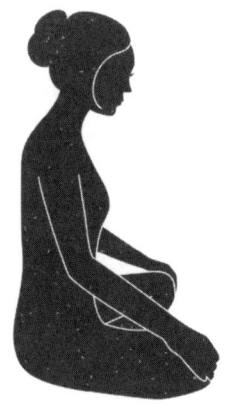

DO IT: *Setzen Sie* sich, wenn es Ihnen
möglich ist, vorzugsweise in der ganzen oder halben Lotusposition hin.
Ziehen Sie ein klein wenig Ihre Ge-
säßhälften mit den Händen nach hinten und außen, sodass Sie Ihre Sitzknochen gut spüren. Platzieren Sie
Ihre Hände mit den Handflächen nach
unten auf Ihre Oberschenkel. Mit
Hilfe des Drucks Ihrer Hände richten
Sie von den Sitzknochen ausgehend
Ihre Wirbelsäule auf.

Ziehen Sie Ihre Schultern nach vorne und oben. Als nächstes,
und ohne den Druck aus den Händen zu nehmen, bewegen Sie
Ihre Schulterblätter nach hinten und unten in Richtung Ihrer
Mittellinie.

Fühlen Sie das Gewicht Ihrer Augenlider, und lassen Sie sie
über Ihre Augen sinken. Lassen Sie Ihre Augäpfel tiefer in die
Augenhöhle sinken und Ihre Augenbrauen zu den Seiten hin
länger werden.

Bei jeder Ausatmung verbinden Sie sich mehr mit Ihrer Schwerkraft und lassen Ihr Körpergewicht mit der Fokussierung auf
Ihre Sitzknochen immer weiter in die Unterlage sinken.

Ein wunderbares kleines Extra ist es, wenn Sie sich vorstellen,
dass die Haut an der Vorderseite des Körpers Ihr Skelett und
ganz speziell Ihren Brustkorb nach oben zieht. Die Haut an der
Rückseite Ihres Körpers kann wiederum Ihre Knochen in Richtung Boden ziehen.

Sollten Sie anhaltend die Tendenz verspüren, Ihren Kopf nach hinten in Ihren Nacken zu schieben, lassen Sie den Unterkiefer etwas sinken. Entspannen Sie Ihre Zunge und lassen Sie diese wie in einem weichen Sessel nach unten sinken. Dabei verlängert sich automatisch der Nacken.

Positionieren Sie die Hände etwas unter Ihrem Bauchnabel. Nehmen Sie einige Atemzüge in den Bauch. Irgendwo hier in der Mitte Ihres Bauches befindet sich Ihr Mittelpunkt, das Hara. Sie müssen nicht wissen, wo es genau liegt. Wenn Sie jetzt beginnen, um Ihre ungefähre Mitte zu kreisen und sich dabei darauf konzentrieren, Ihr Gewicht nach unten durch Ihre Sitzknochen in den Boden abzugeben, werden Sie sich Ihrem Hara nähern. Während Sie diese Kreisbewegungen ausführen, atmen Sie weiter entspannt in Ihren Bauch ein und aus.

Lassen Sie die Kreise größer werden. Ohne Ihre Konzentration auf das Hara zu verlieren, lassen Sie Ihre Bewegungen schneller werden. Bei jedem Ein- und Ausatmen erforschen Sie Ihre Körpermitte.

Atmen Sie dabei 5-mal mit etwas Nachdruck in Ihren Bauch ein und entspannt wieder aus. Bleiben Sie auf den Atem fokussiert, aber verringern Sie allmählich den Druck.

Nach etwa 2 Minuten – immer noch ohne den Fokus auf das Hara zu verlieren – verlangsamen und verkleinern Sie die Kreisbewegungen um Ihr Zentrum.

Beobachten Sie nun Ihren Sitz. Falls Sie das Gefühl haben, Sie sitzen schief oder nicht gut ausbalanciert, verstärken Sie diese unausgewogene Stellung sogar noch ein klein wenig.

Lassen Sie sich Zeit, wenn Sie sich jetzt langsam und mit dem Boden verwurzelt aufrichten. Stellen Sie sich vor, Sie würden Stück für Stück von unten her auf Ihre Mittellinie einen stabilen Turm bauen. Dann, wenn der Turm steht, legen Sie eine Hand auf Ihren Kopf. Stellen Sie sich vor, dass Sie die einzelnen

Elemente Ihres Turmes noch ein wenig besser aufeinander abstimmen. Richten Sie Ihre Wirbelsäule noch etwas mehr auf, indem Sie gegen den Widerstand Ihrer Hand den Kopf nach oben drücken. Ziel ist es, durch den leichten Druck auf den Kopf nochmals einen Sinn für Richtung zu bekommen und so eine Stabilität vom Boden her aufzubauen, sodass Sie jetzt mühelos aufrecht sitzen können.

Jetzt erlauben Sie Ihrem Kopf, wie ein Ballon gen Himmel zu steigen. Stellen Sie sich dabei vor, dass Ihre Wirbelsäule an diesem Ballon befestigt ist. Dadurch werden Ihre Wirbel noch ein ganz klein wenig mehr übereinander ausbalanciert.

Atmen Sie in Ihrer Vorstellung so aus, dass die Luft über die Rückseite Ihres Körpers nach unten strömt. Dabei erhält Ihr Brustbein auf der Vorderseite den Impuls, sich ein wenig himmelwärts zu bewegen.

Ist Ihre Ausatmung durch Ihr Becken dorthin gelangt, wo die Sitzknochen den Boden berühren, erlauben Sie diesen, sich noch einmal zu entspannen. In der Atempause lassen Sie Ihre Energie weiter in die Erde strömen und sich ausdehnen. Dieser Moment zwischen dem Einatmen und Ausatmen ist besonders wertvoll. Wenn nach einer Pause dann die Einatmung einsetzt, lassen Sie diese geschehen und von unten her über Ihren Kopf hinausströmen.

Spätestens nach 5 Atemzügen werden Sie feststellen, wie mühelos Ihnen jetzt das Sitzen fällt. Ausgerechnet die Schwerkraft, die uns so oft das Leben und das aufrechte Sitzen schwermacht, hilft Ihnen dabei, sich aufzurichten. Ab dem Punkt, an dem Sie sich Ihrer Schwerkraft überlassen, entsteht die Kraft der Levitation.

Meditation

Legen Sie Ihre Hände sanft auf den Brustraum (Ihr energetisches Herz), und lassen Sie ihn sich durch Ihren Atem füllen.

Beginnen Sie von hier aus allmählich, die Geräusche um Sie herum wahrzunehmen. Öffnen Sie Ihre Augen, heben Sie Ihre rechte Hand, und betrachten Sie 2 Minuten jedes Detail Ihrer Hand.

Verändern Sie nun Ihren Fokus, und nehmen Sie Ihre Hand als Ganzes wahr. Dann lassen Sie die Hand zu Boden sinken.

Als Nächstes wollen Sie das ganze Bild, das heißt den ganzen Raum, umfassen. Lassen Sie Ihren Blick weit werden. Ihre Augen werden weich und rezeptiv. Vielleicht können Sie die einfache Wahrheit erkennen, dass die Erfahrung von Raum die grundlegende Erfahrung ist und erst anschließend die Fixierung auf einzelne Objekte entsteht. Anders ausgedrückt: Objekte treten in Existenz, um früher oder später wieder zu verschwinden. Der Raum jedoch ist das, was permanent ist. Diese Art zu schauen führt dazu, dass sich die Richtung Ihrer Energie ändert und sie nicht mehr nach außen, sondern zu Ihnen nach innen fließt. Diese Technik erweckt nicht nur Ihr Herz, sondern auch Ihr Drittes Auge. Wenn Ihre physischen Augen rezeptiv werden, beginnt die Energie durch das Dritte Auge in Sie hineinzufließen.

Sie hilft Ihnen jetzt, die Qualität von Achtsamkeit aufrechtzuerhalten, während Sie gleichzeitig in der Lage sind, Ihre Aufmerksamkeit ganz komfortabel auf das Ein- und Ausatmen zu verlegen. Das entspannte Heben und Senken Ihres Bauches geschieht da, wo Ihr Hara zu Hause ist. Beobachten Sie, wie jedes Ausatmen Sie noch ein wenig tiefer in die Entspannung trägt und jedes Einatmen Ihre Aufmerksamkeit nach allen Seiten hin vergrößert. Alles was ist, ist hier und jetzt.

Lassen Sie nun den Atem los. Die nächsten 15 Minuten beobachten Sie, wo die Entspannung Sie hinträgt …

15 Minuten später: Nehmen Sie jetzt 3 tiefe Atemzüge. Erinnern Sie sich, wo Sie gerade waren. Machen Sie sich klar, dass nichts dagegen spricht, auch in den nächsten Stunden Ihres vielleicht sehr beschäftigten Lebens die Qualität von Stille zu erfahren.

Genau dieses Gefühl von Stille und Raum, das Sie eben in der Meditation erfahren haben, wird Sie begleiten, ganz gleich mit wem Sie sprechen oder womit Sie sich beschäftigen.

Achtsamkeitsübung im Stehen mit anschließender Meditation

What Goes Up Must Come Down

(Blood, Sweat & Tears)

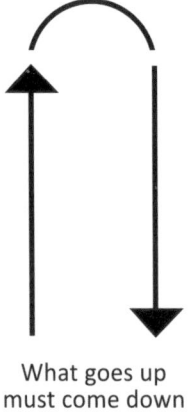 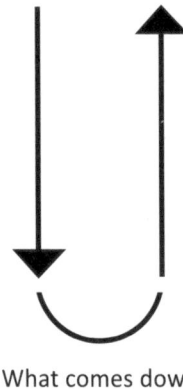

What goes up
must come down

What comes down
must go up

Jede Bewegung nach oben und jede Bewegung nach unten
leitet eine Gegenbewegung ein.

Dies ist eine Übungssequenz für Stabilität

Üben Sie barfuß. Spüren Sie den direkten Kontakt zwischen Ihren Füßen und der Erde. Das Barfuß-Üben wirkt wie eine Fußmassage, die alle Nerven und Reflexpunkte der Fußsohlen stimuliert, die wiederum sämtliche Organe Ihres Körpers anregen. Außerdem werden Sie durch das Barfuß-Üben geerdet. Durch den direkten Kontakt mit der Erde kann ein Gleichgewicht zwischen uns und dem Planeten entstehen. Schon nach kurzer Zeit spüren wir wieder, wie viel Energie und Kraft in den Beinen ist.

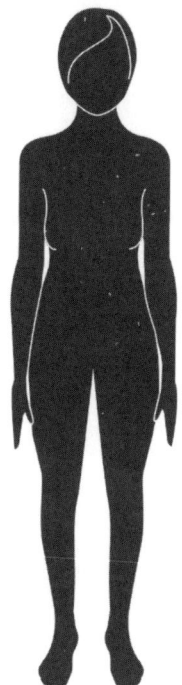

Stellen Sie sich mit Ihren Füßen schulterbreit voneinander entfernt auf. Stehen Sie still, und schließen Sie die Augen. Atmen Sie frei und natürlich.

In stehenden Haltungen werden Sie deutlich erkennen können, welche Kraft und welche Qualitäten eine Asana entwickeln kann, wenn Sie diese von unten her aufbauen und die Schwerkraft zu Ihrem Verbündeten machen, anstatt mit ihr im Kampf zu stehen. So kann Ihr Nervensystem begreifen, dass der Untergrund Sie sicher trägt. Ihr Körper kann auf Grund dieser Information beginnen, sich zu entspannen und sich nach und nach der Schwerkraft zu überlassen. Yoga ist eine einzigartige, individuelle Erfahrung von Achtsamkeit, die für uns alle in allen Situationen immer möglich ist. Yoga ist ein großer Genuss für Ihren Körper und Ihren Verstand – und ein völlig natürlicher Zustand.

DO IT: *Atmen Sie* durch die Füße ein und aus. Erlauben Sie Ihren Füßen, sich auszudehnen, indem Sie Ihre Zehen herausfinden lassen, wieviel Platz Ihnen noch nach vorne, von Ihrer Fußmitte weg zur Verfügung steht.

Stellen Sie vor allem durch Ihre Fersen, die Fußaußenkanten und den Großzehballen einem sich stabil und sicher anfühlenden Kontakt mit dem Boden her. Dadurch ermöglichen Sie es Ihrem Körper, sich auszubalancieren. Ihr Körper und Ihr Gehirn kommen zur Ruhe, und Ihre Wahrnehmung wird klarer.

Nun stellen Sie sich vor, wie Ihre Gelenke von unten nach oben aufeinander aufgebaut sind. In jedem Gelenk finden Sie dessen Mitte und balancieren die oberen Teile des Körpers auf diese Mitte im Gelenk aus.

Durch die Verbindung der Füße zum Boden geschieht mit Hilfe der Schwerkraft die Aufrichtung. Leichtigkeit entsteht dadurch, dass wir uns ganz auf die Gravitation von unten her nach oben einlassen.

Wenn Sie Ihre Konzentration in Ihre Fersen bringen und dabei die Knie durchdrücken, richtet sich Ihr Körper noch etwas mehr auf.

Möchten Sie mehr? Dann geben Sie Ihren Hüften einen kleinen Impuls, sich aufeinander zu zu bewegen. Das verlängert noch einmal Ihren Oberkörper.

Jetzt ist es eine wunderbare Idee, in Ihrem Brustkorb etwas mehr Platz zu schaffen. Sie können sich dabei von Ihrer Vorstellungskraft helfen lassen. Konzentrieren Sie sich auf das Innere Ihrer Achselhöhlen: Der Raum in den Achselhöhlen wird sich allein durch Ihre Achtsamkeit weiten. Damit entsteht mehr Platz im Brustraum. Ihr Herzchakra ist in einer guten Position, frei zu arbeiten.

Wenn Sie noch ein wenig weitergehen möchten, dann stellen Sie sich vor, jemand platziere zwei Orangen unter Ihren Achseln, sodass diese jetzt Ihre Schultern tragen. Beobachten Sie, wie sich Ihre Schultern dadurch nach hinten und unten bewegen und die Schwere der Schulterblätter wiederum Ihren Brustraum öffnet. Abermals erhält Ihre Wirbelsäule einen Impuls zum Aufrichten.

Während der Ausatmung lassen Sie Ihr Gewicht durch Ihre Fersen weiter in den Boden sinken. Immer dann, wenn Sie Ihre Hüften beim Ausatmen durch das Verlängern des unteren Rückens sinken lassen, findet eine Verlängerung Ihrer Mittellinie statt. Während des Ausatmens haben so auch die untersten Wirbel die Möglichkeit, loszulassen. Die Lungen erhalten mehr Platz für Bewegung, und Sie können so noch vollständiger ausatmen. Nehmen Sie auf diese Weise etwa 3 Atemzüge.

Stellen Sie sich Licht vor, das aus der Mitte des Kopfes langsam den Körper herab nach unten läuft.

Am Ende der Ausatmung pressen Sie die Fersen in den Boden und ziehen die Handgelenke ein wenig weiter nach unten.

Bevor die nächste Einatmung beginnt, findet in einer kleinen Pause noch eine kleine Dehnung und Verlängerung in der Wirbelsäule statt. Durch das Loslassen in der Atempause etablieren Sie von Ihrer Fußmitte aus den Bodenkontakt. Visualisieren Sie, dass ein Auge von der Mitte Ihres Fußes ins Innere der Erde schaut. Dann erst lassen Sie die Einatmung geschehen.

Gehen Sie jetzt auf die Suche nach einer Atmung, die sich noch ein wenig harmonischer anfühlt.

Es ist wenig sinnvoll, gewollt lange Atemzüge zu nehmen. Laden Sie Ihren Atem stattdessen ein, Sie zu füllen.

Experimentieren Sie für ungefähr 3 Zyklen auf diese Weise mit Ihrer Atmung.

Konzentrieren Sie sich jetzt mehr auf Ihre Mittellinie als auf Ihre Wirbelsäule. Auch wenn Sie momentan stehen, ist dies der richtige Zeitpunkt, sich daran zu erinnern, dass – egal, wie

Sie sich bewegen oder welche Asana Sie in Zukunft praktizieren – diese Linie nicht geknickt oder gequetscht wird. Denken
Sie: »Verlängern!« Stellen Sie sich vor, wie Sie in Zukunft Ihre
Wirbelsäule so bewegen, dass ein Verlängern Ihrer Mittellinie
die natürliche Folge ist.

Balancieren Sie nun Ihren Kopf auf dieser Linie aus. Ihre Mittellinie sorgt mühelos für die Ausrichtung. Entlang dieser Linie erleben Ihre Muskeln Entspannung. Atmen Sie so, dass Sie weit
oberhalb Ihres Kopfes mit der Ausatmung beginnen und nach
unten, über die Füße bis tief in die Erde ausatmen.

Nach einer Pause folgen Sie Ihrer Einatmung, die Sie aus der
Tiefe der Erde nach oben begleitet, bis Ihr Atem weit über Ihrem Kopf kurz pausiert.

Nehmen Sie auf diese Weise 3 langsame Atemzüge.

Meditation

Wahrscheinlich fällt es Ihnen jetzt bei jedem Atemzug etwas
leichter, Ihre Ausatmung ohne Widerstand in einen unendlichen Raum nach unten hin zu verlängern und beim Einatmen
diese Unendlichkeit nach oben zu erforschen. Stellen Sie sich
vor, dass Ihr Körper im Inneren aus einem leeren Raum besteht.
Durch die Konzentration auf die Leere wird Ihr Körper Atemzug
für Atemzug immer mehr Teil des großen Ganzen. Achten Sie
auch besonders auf die kleinen Pausen zwischen Ein- und Ausatmung sowie Aus- und Einatmung. Das gilt besonders für die
Momente, in denen Sie glauben, Ihre Achtsamkeit verloren zu
haben.

Bleiben Sie 15 Minuten lang stehen, und verwandeln Sie sich
für diese Zeit langsam zu einem hohlen Bambus. Das ist eine
Lieblingsmetapher bei vielen Meistern des asiatischen Raums,

die auf wunderbarer Weise die besonderer Qualität dieser Technik sichtbar macht und uns ermöglicht, stabil und zugleich natürlich in diesem Zustand der Lehre zu stehen.

Abschluss: Jetzt atmen Sie tiefer. Geben Sie bewusst Druck in die Füße, und strecken Sie von hier, ohne Ihre Mittellinie zu verlieren, Ihre Arme nach oben und zu den Seiten aus.

Gehen Sie kurz auf die Knie, und bringen Sie Ihre Stirn für etwa 3 Atemzüge zu Boden. Vielleicht entspannen Sie dabei Ihre Stirn noch ein wenig. Dann richten Sie sich langsam auf und zwar so, dass Sie Ihren Kopf erst dann gen Himmel heben, wenn der Rest des Körpers bereits stabil steht. Erlauben Sie sich in den nächsten Stunden, Ihre Bewegungen immer wieder entlang der Mittellinie zu arrangieren.

ACHTUNG YOGI! *Wenn Sie Ihr Bewusstsein auf der Mittellinie halten, haben Sie eine wunderbare Möglichkeit, Achtsamkeit zu praktizieren. Denn sehr schnell bemerken Sie den Unterschied, wenn Sie sich von hier wegbewegen und Ihre Achtsamkeit verloren haben.*

Achtsamkeitsübung im Liegen mit anschließender Meditation

Lay your head down low
Don't let the world
Lay heavy on your soul
(Spiritualized)

DO IT: *Legen Sie* sich mit dem Rücken auf den Boden, strecken Sie sich gut nach allen Seiten aus.

Ballen Sie Ihre Hände zu Fäusten, heben Sie Ihren Kopf hoch, und ziehen Sie Ihre Zehen Richtung Kopf. Stützen Sie sich auf Ihre Ellenbogen, und spannen Sie Ihren Körper so an, als seien Sie ein Brett.

Halten Sie den Atem an; lassen Sie dann langsam und kontrolliert los, und legen Sie sich auf dem Boden ab. Ihre Hände liegen seitlich neben Ihrem Oberkörper, dann greifen Sie die Ränder Ihrer Yogamatte und ziehen diese nach unten, sodass Ihre Schulterblätter sich mehr in Richtung Füße bewegen. Gleichzeitig strecken Sie die Rückseite Ihres Halses hin zum oberen Mattenrand.

Ziehen Sie so stark an der Matte, dass sich Ihr Oberkörper so weit abhebt, dass nur noch Ihre Schulterspitzen den Boden berühren, während sich Ihr Brustbein himmelwärts streckt.

Versuchen Sie diese Aufrichtung Ihres Brustbein etwas beizubehalten, während Sie langsam Ihre Hände loslassen und sich entspannen.

Legen Sie nun Ihre Hände unter Ihre Pobacken, und ziehen Sie diese von außen und nach unten weg vom Steißbein. So kann sich Ihre Wirbelsäule zusätzlich entspannen und verlängern. Lassen Sie dann Ihre Hände auf der Brust ruhen. Spüren Sie, wie von der Mitte Ihres Brustkorbes der Atem den Kontakt zu Ihren Händen sucht.

Dann lassen Sie Ihre Hände langsam zur Seite gleiten und legen sie neben Ihrem Körper ab.

Von der Mitte des Brustkorbes ausgehend, stellen Sie sich vor, dass Ihr Atem durch die Ausatmung über Ihre ausgestreckten Arme Ihre Hände berührt. Atmen Sie auf diese Weise ungefähr 3-mal.

Geben Sie jetzt Ihrer Ausatmung die Erlaubnis, von Ihrem Herzen über Ihre Fingerspitzen hinauszugehen. Nehmen Sie so 3 weitere Atemzüge.

Nehmen Sie die Verbindung zwischen Ihrem Herzen und Ihren Füßen war: Indem Sie vom Herzen her ausatmen, nehmen Sie von hier aus den gesamten Innenraum Ihrer Füße wahr. Geben Sie sich hierfür 3 tiefe Atemzüge Zeit.

Erkunden Sie jetzt durch die Atmung die Verbindung Ihres Herzens mit Ihrem Becken. Füllen Sie ausatmend Ihr Becken mit einem Gefühl der Wärme und Entspannung.

Dann gehen Sie mit Ihrer Atmung nach allen Seiten über die Begrenzung des Beckens hinaus. Jetzt sind Sie mit dieser Technik vertraut.

Als nächstes atmen Sie von Ihrem Herzen ausgehend in Ihren Bauchraum. Erkunden Sie seine Größe, und lassen Sie sich hierfür 3 Atemzüge Zeit. Dann gehen Sie mit Ihrer Atmung über den Bauch hinaus.

Fühlen Sie mit Ihrer Atmung vom Herzen ausgehend das Innere Ihres Halses. Erkunden Sie seine Größe, und lassen Sie sich hierfür 3 Atemzüge Zeit. Gehen Sie mit Ihrer Atmung über den Hals hinaus.

Fühlen Sie mit Ihrem Atem vom Herzen ausgehend das Innere Ihres Kopfes. Erkunden Sie seine Größe, und lassen Sie sich hierfür 3 Atemzüge Zeit. Gehen Sie mit Ihrer Atmung über Ihren Kopf hinaus.

Atmen Sie jetzt wieder langsam in Ihren Brustraum ein und aus. Stellen Sie sich eine Linie vor, die sich von Ihrem Scheitelpunkt bis zum Ende Ihrer Wirbelsäule, dem Steißbein, zieht. Erkunden Sie diese Linie, und nehmen Sie sich dafür 3 Atemzüge Zeit. Gehen Sie mit Ihrer Atmung auf dieser Linie über Ihren Körper hinaus. Lassen Sie jetzt Ihre letzten Spannungen links und rechts neben dieser Mittellinie nach unten und zur Seite fallen. Lassen Sie alle Sensationen und Erinnerungen sich jenseits Ihrer Körpermitte links und rechts auflösen, weit weg.

Meditation

Die nächsten 15 Minuten gibt es für Sie nichts zu tun. In dieser Zeit erlauben Sie jeder inneren Regung, die Sie wahrnehmen können – sei es ein Gefühl oder ein Gedanke –, sich in der unendlichen Leere Ihres Herzens aufzulösen. Währenddessen dreht sich die Erde weiter, die Sonne wird weiterhin scheinen, die Flüsse werden weiterfließen, und Ihr Herz wird fortfahren, zu schlagen. Sie sind zu einem leeren Boot geworden und lassen sich treiben.

Dies ist der Augenblick, um dem zu begegnen, das schon vorher da war, das jetzt da ist und das auch da sein wird, wenn Ihr Körper den nächsten Atemzug nimmt, wenn der Atem pausiert, wenn Sie ausatmen, der Atem pausiert und so fort ...

Abschluss der Meditation:

Kehren Sie langsam ganz in Ihren Körper zurück. Behalten Sie aber die Leere, die Sie soeben erfahren haben, bei. Nehmen Sie jetzt einige tiefe Atemzüge, und führen Sie die Arme gestreckt über den Kopf. Strecken Sie Ihre Beine aus, schieben Sie Ihre Fersen nach vorn. Drehen Sie sich langsam auf die rechte Seite. Legen Sie sich für 3 Atemzüge in die Kindposition. Stellen Sie Ihre Füße auf, und richten Sie sich langsam so auf, dass Ihr Kopf sich als letztes himmelwärts bewegt.

Achtsamkeitsübung:
Der Kreis oder die Stellung
des liegenden Kindes mit
anschließender Meditation

DO IT: *Legen Sie* sich auf den Boden, und drehen Sie sich auf die linke Seite Ihres Körpers. Atmen Sie tief in den Bauch ein und aus. Geben Sie Ihrem Körper den Auftrag, sich möglichst sanft zusammenzurollen, und kommen Sie, ohne den Atem zu unterbrechen, so in die Position eines noch ungeborenen Menschen. Diese Position unterstützt Sie optimal, sich tief zu entspannen und mit frischer Energie aufzuladen. In diesem Fall liegen Sie auf der linken Seite, da die meisten Menschen unbewusst mehr entspannen können, wenn das Herz in dieser mehr vor äußeren Angriffen geschützteren Position liegt.

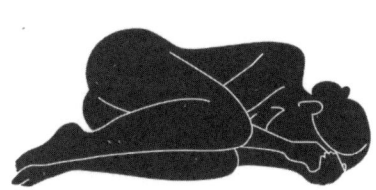

Lassen Sie die ersten 10 Atemzüge die Ein- und Ausatmung ohne Pause ineinander übergehen. Laden Sie Ihren Atem ein, sich zu verlangsamen, länger und entspannter zu werden.

Während der nächsten 10 Atemzüge lassen Sie eine kurze Pause zwischen dem Ein- und Ausatmen zu.

Hören Sie, wie sich die Qualität der Geräusche, die von außen zu Ihnen dringen, verändert.

Lassen Sie Ihren Atem langsam noch etwas mehr fließen, und spüren Sie, wie Ihre äußere Form Sie dabei unterstützt.

Meditation

In der Position des ungeborenen Kindes ist leicht zu erkennen, wie sich der Körper ohne das geringste Zutun optimal mit Sauerstoff versorgt. Ihre Energie kann sich im Körper aufladen und bis in den letzten Winkel ausbreiten. Jede Zelle wird erfrischt. In dieser Position geschieht Achtsamkeit wie von selbst. Und ohne dass Sie etwas tun, beginnt der Körper, sich optimal mit allem, was er braucht, zu versorgen. Konzentrieren Sie sich ganz auf die Leere in Ihrem Körper, und lassen Sie schließlich auch die letzten Gedanken sich in dieser Leere auflösen.

Ende der Meditation:

Nach 15 Minuten folgen Sie dem Impuls, sich von innen wie in Zeitlupe zu strecken. Bewegen Sie sich nur so weit, wie dieser Impuls Sie dazu verführt. Warten Sie lieber auf den nächsten Impuls, falls er noch nicht eindeutig ist. Wenn Sie dann bereit sind, bringen Sie Ihre Füße in Kontakt mit dem Boden. Lassen Sie Ihren Kopf noch gesenkt, und richten Sie Ihren Körper langsam von den Füßen her auf. Zuletzt heben Sie langsam Ihren Kopf. Und bevor Sie jetzt mit Ihrer Yogapraxis fortfahren, blicken Sie kurz um sich, und schaffen Sie so das optimale Fundament für ein Leben, in dem Achtsamkeit, Liebe und Meditation Ihre Handlungen begleiten und vielleicht sogar bestimmen.

* * *

Remember!

ACHTUNG YOGI! *Sind Sie heute nicht so gut drauf? Warum erinnern Sie sich nicht an die Entspannung, den Frieden und den leeren Raum, den Sie in Ihren »besten« Stunden in Ihrem Körper entdeckt haben, als Sie die Qualität der Achtsamkeit spürten? Manchmal ist eine kleine Erinnerung genau der richtige Impuls, diesen Zustand real werden zu lassen.*

ACHTUNG YOGI! *Nichts hilft unserer Achtsamkeit mehr als die Freude, die wir empfinden, wenn Ausdehnung geschieht. So wird selbst der kleinste Moment von Freude es Ihnen leichter machen, Achtsamkeit in Ihre Praxis zu integrieren, die wiederum diesen Frieden und diese Entspannung auch in Ihrem täglichen Leben unterstützt und Ihnen zeigt, wie viel Freude es bereitet, achtsam zu sein, was wiederum ...*

ACHTUNG YOGI! *Eine Yoga-Instruktion sollte Sie dazu verführen, zu fühlen und eher weniger zu tun als mehr.*

ACHTUNG YOGI! *Energie will spielen. Energie ist niemals ernst. Gehen Sie mit einer neugierigen Einstellung ins Yoga.*

DIE »MAGIC SIX«

In der folgenden Übungsreihe lernen wir, Atem und Bewegung miteinander zu verbinden. Kontrollierte, bewusste Atmung ist der essenzielle Aspekt in der Yogapraxis. Dabei sind Intention und Atem die Bindeglieder zwischen den einzelnen Haltungen. Die Intention entscheidet über den Ausgang jeder Abfolge von Handlungen – der Atem hilft, diese Handlungen bewusst zu machen.

In Kontakt mit dem Atem zu sein bedeutet, in Kontakt mit dem Leben zu sein. Wenn wir eine Serie von Asanas üben, verbinden wir sie mit bewusstem Atem. Die wahre Verbindung zwischen den Asanas ist die Absicht, mit der wir üben. Ob das Achtsamkeit, Stabilität, Vergebung, Heilung, Selbstverwirklichung, ein schöner Körper oder Zeitvertreib ist, entscheiden wir. Diese Entscheidung treffen wir jedes Mal, wenn wir unsere Yogamatte aufsuchen, aufs Neue.

Die Absicht entscheidet über das Ergebnis der Praxis. Der Atem ist eine Metapher dafür. Er hält uns konzentriert, wach und macht uns unsere Absicht bewusst. Die Yogapraxis gibt uns das, was wir uns von ihr versprechen.

DO IT: *Stellen Sie* sich an den Anfang der Matte.

Falls Sie sich heute etwas instabil und wacklig auf den Beinen fühlen, beginnen Sie mit der Achtsamkeitsübung im Stehen auf Seite 172.

ACHTUNG YOGI! *Wichtig: Spannen Sie bei allen folgenden Übungen die Bauchmuskulatur an (Bauch leicht einziehen) und auch den Beckenboden (als ob man den Urinstrahl unterbricht).*

Im Folgenden wird eine Sequenz von sechs klassischen Yoga-übungen geübt, bei denen sich Konzentration und Achtsamkeit vor allem auf die Atmung richten. Die beschriebenen Haltungen können helfen, mehr Standfestigkeit und Sicherheit zu erzeugen.

TOE TOUCH

Finden Sie den rauschenden Ujjayi-Atem.

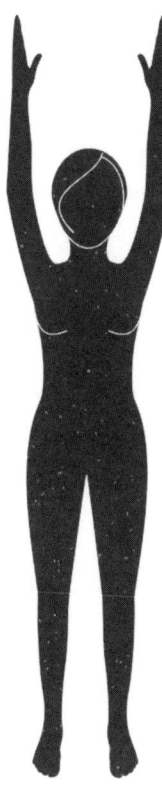

DO IT: *Beginnen Sie* mit der Einatmung oben in den Brustkorb, bei der Ausatmung ziehen Sie den Bauch fest ein.

Nehmen Sie 2 bis 3 tiefe Atemzüge im Stehen.

Wann immer Sie soweit sind, heben Sie mit der nächsten Einatmung langsam die Arme seitlich über den Kopf. Der Blick folgt den Händen.

Atmen Sie aus, und senken Sie die Arme wieder langsam seitlich neben den Körper.

Einatmend heben Sie die Arme, der Blick folgt.

Atmen Sie lang und tief aus, und senken Sie dabei die Arme.

Üben Sie in Ihrem Rhythmus noch ein paar dieser Bewegungen, und beachten Sie, dass der Atem die Bewegung des Körpers komplett umschließt.

Der Atem beginnt kurz vor und endet kurz nach der Bewegung.

Jeder Atemzug leitet die Bewegung ein.

ACHTUNG YOGI! *Diese Übungen sollten Sie niemals körperlich allzu sehr erschöpfen. Sie sollten fordernd, aber keinesfalls schmerzhaft sein. Die Praxis sollte stetig und angenehm sein, gleichzeitig stark und aufmerksam, aber auch sanft und empfänglich. Die yogischen Schriften nennen dies »sthira« und »sukham«, achtsam ohne Schmerz.*

Mit der nächsten Einatmung heben Sie die Arme wieder gestreckt nach oben. Spannen Sie dabei die Beine an, der Bauch bleibt fest.

Ausatmend beugen Sie sich so weit nach vorne, dass Sie mit den Händen jetzt Ihre Oberschenkel berühren.

Beginnen Sie wieder mit der Einatmung, den Oberkörper aus der Kraft der Beine aufzurichten; heben Sie die Arme über den Kopf, schauen Sie zu den Fingern.

Ausatmend senken Sie im Stehen die Arme neben dem Körper. Heben Sie einatmend die Arme wieder über die Seite über den Kopf, der Blick folgt den Händen.

Atmen Sie aus, und ziehen Sie den Bauch ein, die Beine sind stark; beugen Sie sich nach vorne, und vielleicht berühren Sie dieses Mal mit Ihren Händen die Knie.

Starke Beine, kommen Sie einatmend wieder nach oben, indem Sie die Arme seitlich über den Kopf führen, der Blick geht zu den Händen.

Ausatmend senken Sie die Arme neben den Körper, bleiben Sie aufrecht stehen.

Einatmend heben Sie die Arme über die Seite über den Kopf, der Blick geht nach oben.

Fester Bauch, starke Beine: Beugen Sie sich ausatmend über die Beine, und vielleicht berühren Sie dieses Mal Ihre Schienbeine. Einatmen, den ganzen Weg wieder nach oben, Arme über den Kopf, der Blick folgt.

Senken Sie ausatmend die Arme.

Wiederholen Sie diese Bewegungen noch 2- bis 3-mal in Ihrem eigenen Rhythmus.

Versuchen Sie, sich mit jeder Ausatmung etwas tiefer nach unten zu beugen.

Vielleicht gelingt es Ihnen mit etwas Zeit und Übung, den Boden zu berühren oder gar die ganze Handfläche in den Boden zu pressen. Während Sie diese Bewegungen ausführen, halten Sie bitte den Nacken entspannt. Achten Sie darauf, dass die Kraft dieser Bewegung immer aus der Basis, aus den Beinen kommt.

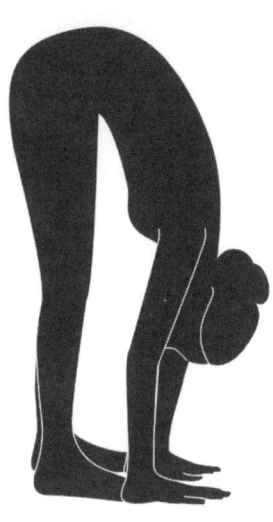

Wenn Sie das nächste Mal komplett ausgeatmet haben, bleiben Sie unten in einer stehenden Vorwärtsbeuge.

Falls nötig, beugen Sie die Knie leicht, damit die Handflächen den Boden berühren können, und verweilen Sie so.

Nehmen Sie einige tiefe, lange und kraftvolle Atemzüge.

Bei jeder Einatmung den Rücken strecken, auf die Fingerspitzen kommen und sanft nach oben schauen. Der Brustkorb hebt sich dabei, und die Wirbelsäule wird gestreckt.

Mit der Ausatmung nach unten schauen, den Bauch auf die Oberschenkel legen, die Knie weich und die Vorwärtsbeuge vertiefen.

Einatmen, wieder leicht den Oberkörper anheben, den Rücken strecken.

Ausatmen, die Vorwärtsbeuge vertiefen.

Bleiben Sie für mindestens 10 Atemzüge in dieser Haltung. Führen Sie bitte jede Einatmung in den geweiteten Brustkorb, und ziehen Sie mit der Ausatmung den Bauch leicht in Richtung Wirbelsäule.

ACHTUNG YOGI! *Machen Sie es sich in der Vorwärtsbeuge bequem. Akzeptieren Sie, wo Sie sind, wer Sie sind. Lassen Sie die Anstrengung und den Kampf los, und bleiben Sie beim Atem. Diese Körperhaltung ist eine gelebte Beteiligung an der Beweglichkeit des ganzen Körpers, an seiner Elastizität. Gestalten Sie diese Körperhaltung so, dass sowohl Ihre Beweglichkeit als auch Ihre Stärke zunehmen und Sie immer tiefer atmen können.*

Rollen Sie schließlich mit einer Einatmung, aus der Kraft Ihrer Beine, langsam nach oben zum Stehen auf.
Mit der nächsten Einatmung nehmen Sie die Arme über den Kopf, schauen Sie zu den Fingern.
Ausatmend senken Sie die Arme neben den Körper.
Stehen Sie für einen Moment still.
Schließen Sie die Augen.
Atmen Sie frei und natürlich.

* * *

ACHTUNG YOGI! *Yoga ist eine einzigartige, individuelle Erfahrung von Lebendigkeit: Ein großer Genuss für den Körper und für den Verstand. Und es ist ein völlig natürlicher Zustand. Denken Sie immer daran, dass es kein schlechtes Yoga gibt. Wenn Ihnen eine Bewegung nicht guttut, ist es kein Yoga.*

HUND:
Adho Mukha Svanasana

DO IT: *Kommen Sie* mit den Händen und Knien auf die Matte in den Vierfüßlerstand.

Nehmen Sie die Hände schulterbreit und die Knie ungefähr hüftbreit.

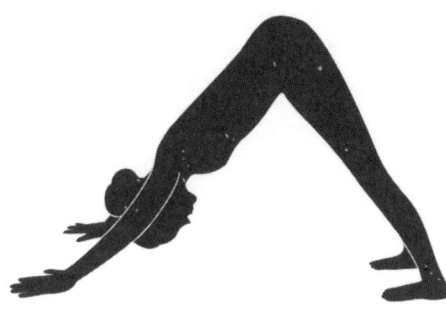

Platzieren Sie die Knie etwas hinter den Hüften, die Handgelenke sind in einer Linie mit den Schultern. Arme und Oberschenkel sind senkrecht und parallel. Drücken Sie Zeigefinger und Daumen fest in den Boden. Strecken Sie die Arme, und halten Sie diese möglichst die ganze Zeit gestreckt. Legen Sie die Zehen entweder flach auf den Boden, oder lassen Sie sie aufgestellt, die Schultern sind entspannt. Das Körpergewicht gleichmäßig auf Hände und Füße verteilen. Atmen Sie ein, rollen Sie langsam die Wirbelsäule auf, heben Sie den Kopf, schauen Sie sanft nach oben.

Ausatmend schieben Sie das Gesäß zurück auf die Fersen.

Mit der Einatmung heben Sie wieder den Kopf und öffnen den Brustkorb nach vorne.

Ausatmend werden Sie etwas runder im Oberkörper, und schießen Sie langsam das Gesäß auf die Fersen.

Rollen Sie sich mit der nächsten Einatmung wieder auf, kommen Sie auf die Hände und Knie, heben Sie den Kopf, und schauen Sie nach oben.

Atmen Sie aus, und schieben Sie sich auf die Fersen zurück.

Wiederholen Sie diese Bewegung achtsam noch 2- bis 3-mal Ihrem Atemrhythmus entsprechend.

Wenn Sie sich zurückschieben, vertiefen Sie die Ausatmung, und während Sie wieder nach vorne kommen und sich aufrollen, vertiefen Sie die Einatmung.

Stellen Sie mit der nächsten Ausatmung Ihre Zehen auf, und schieben Sie sich zurück in den »Nach unten schauenden Hund«: Adho Mukha Svanasana.

Das Gewicht ist gleichmäßig auf alle vier Ecken der Hände und Füße verteilt. Versuchen Sie, mit jeder Ausatmung die Fersen mehr und mehr in den Boden zu verlängern. Nutzen Sie die Freiheit im Bauchraum, die entsteht, weil die inneren Organe jetzt alle ein wenig nach oben in Richtung Ihres Brustraums rutschen, und ziehen Sie bewusst bei jeder Ausatmung den Bauchnabel mehr in Richtung Wirbelsäule. Bleiben Sie hier, erden Sie bewusst Ihren Körper, und nehmen Sie 10 tiefe, kraftvolle Atemzüge im Ujjayi-Pranayama.

Die Arme schieben die Hände kraftvoll gegen die Unterlage. Halten Sie den Bauch leicht eingezogen, und empfangen Sie die Einatmung in den geweiteten Brustkorb.

Achten Sie darauf, bei Ihrem Atem zu bleiben. Dadurch haben Sie unmittelbar am Leben teil. Bleiben Sie weich. Wenn Sie die Muskeln verspannen, spüren Sie nichts als diese Verspannung. Wenn Sie sich zu sehr anstrengen, wird es keinen Yoga geben. Eine verhärtete Muskulatur kann keine Stärke empfangen.

Lassen Sie den Atem immer länger und immer tiefer werden, und spüren Sie, wie diese körperliche Form Ihnen hilft, länger, ruhiger und gleichmäßiger zu atmen. Spüren Sie, wie sich über Hände und Füße ein stabiler Kontakt zur Unterlage aufbaut. Nehmen Sie bewusst wahr, wie der ganze Körper kräftiger und fester wird und Unsicherheit und Zweifel langsam abnehmen.

ACHTUNG YOGI! *Beginnen Sie jetzt damit, während der Ausatmung Ihr Gewicht weiter in den Boden sinken zu lassen: Immer dann, wenn Sie Ihre Hüften beim Ausatmen durch das Verlängern des unteren Rückens sinken lassen. Während des Ausatmens haben so auch die untersten Wirbel die Möglichkeit loszulassen. Die Lungen erhalten mehr Platz, sich zu bewegen, und Sie können so noch vollständiger ausatmen.*

Um aus der Haltung zu kommen, atmen Sie aus, setzen Sie die Knie ab, und schieben Sie das Gesäß auf die Fersen. Legen Sie Ihre Handrücken neben den Füßen ab.

Wirkung:

In dieser Haltung wird die gesamte Rückseite des Körpers gestreckt, und vor allem die Beine und Schultern werden gekräftigt. Der Kreislauf wird beruhigt und das Nervensystem leicht angeregt. Körper und Geist werden erfrischt. Steifheit in den Schultern, Beinen und Fußgelenken werden gelindert. Diese Übung hilft Ihnen, Stärke und Vertrauen aufzubauen. Dadurch entstehen Zuversicht, Gelassenheit und innere Ruhe.

HOCKE: Malasana

DO IT: *Die Füße* stehen mattenbreit. Beugen Sie die Beine, und gehen Sie langsam runter in die Hocke, beide Knie sind tief gebeugt. Platzieren Sie die Füße so, dass Knie und Knöchel in einer Linie sind. Die Zehen sind leicht nach außen gedreht.

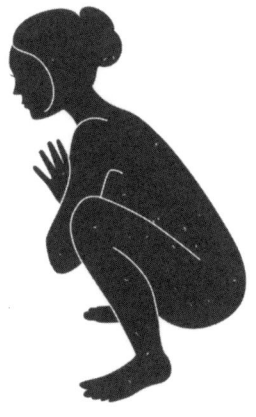

Nehmen Sie die Hände vor der Brust in Gebetshaltung, legen Sie dafür die Handflächen aneinander, die Finger zeigen nach oben. Drücken Sie mit den Ellenbogen von innen leicht gegen die Knie. Heben Sie Ihr Brustbein an. Strecken Sie insbesondere den oberen Rücken so gut es geht. Gleichzeitig wird das Steißbein nach unten verlängert. Senken Sie das Kinn leicht zur Brust, und dehnen Sie den Nacken. Verlängern Sie mit jeder Einatmung den Oberkörper und öffnen Sie den Brustkorb.

Sollten die Fersen den Boden nicht berühren, dann legen Sie sich ein Hilfsmittel, zum Beispiel eine gerollte Decke, unter die Fersen.

Bleiben Sie in dieser Haltung für mindestens 5 Atemzüge.

Um aus der Haltung zu kommen, lösen Sie die Hände, stützen Sie sich ab, und senken Sie das Gesäß langsam auf die Matte.

Wirkung:

In dieser Haltung wird die Wirbelsäule in ihrer Gesamtheit gestreckt. Alle drei Kurven der Wirbelsäule werden verlängert. Dadurch werden sowohl die Bandscheiben entlastet, als auch der Fluss von Energie angeregt.

TIPPIE TWIST

DO IT: *Setzen Sie* sich auf den Boden, richten Sie den Oberkörper auf, und stellen Sie die Füße ungefähr einen Meter von Ihrem Gesäß entfernt auf.

Beide Knie und beide Füße berühren sich.

Greifen Sie mit beiden Händen um die Knie, und heben Sie den Brustkorb.

Atmen Sie ein, und richten Sie den Rücken vom unteren Rücken her auf, ziehen Sie die Wirbelsäule lang.

Legen Sie den linken Arm fest um beide Knie herum.

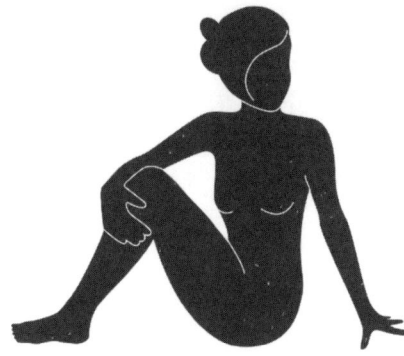

Mit der Einatmung heben Sie den rechten Arm lang nach oben, strecken Sie den Oberkörper, und drehen Sie ihn mit der nächsten Ausatmung vom Bauchnabel her langsam zur rechten Seite; stellen Sie die rechte Hand hinten ab. Als letztes dreht sich der Kopf, und Sie schauen sanft über die rechte Schulter nach hinten.

Halten Sie in dieser Position die Füße und Knie fest aneinander gepresst. Die Hüften sind parallel.

Verlängern Sie mit jeder Einatmung die Wirbelsäule nach oben, und ziehen Sie mit der Ausatmung den Bauch sanft ein, und drehen Sie sich weiter zur Seite. Versuchen Sie, aus dem Zentrum (der Bauchregion) heraus zu drehen und die Schultern dabei möglichst entspannt zu halten. Hals und Nacken bleiben locker und entspannt. Lenken Sie Ihr Bewusstsein auf die Stabilität aus der Basis der Körpermitte. Bleiben Sie achtsam beim Atem.

Verweilen Sie hier für mindestens 5 Atemzüge.

Um aus der Haltung zu kommen, atmen Sie ein, und drehen Sie locker zurück zur Mitte.

Wiederholen Sie den gesamten Vorgang auf der zweiten Seite.

Wirkung:

Jede Form von Drehbewegung hilft bei Rücken- und Kopfschmerzen sowie bei Steifheit im Nacken- und Schulterbereich. Durch die Drehung werden die Nieren und die Bauchorgane aktiviert. Das fördert die Verdauung und regt den gesamten Stoffwechsel an. Die Wirbelsäule wird beweglich und die Hüften geschmeidig. Des Weiteren steigern Drehungen die Prana Shakti (Lebenskraft) und lindern Beschwerden in den inneren Organen. Kundalini, die in uns schlummernde spirituelle Energie, wird erweckt.

DREHSITZ:
Ardha Matsyendrasana

DO IT: *Setzen Sie* sich mit ausgestreckten Beinen auf den Boden. Ziehen Sie das rechte Knie zu sich heran.

Richten Sie den Rücken lang auf, und dann stellen Sie den rechten Fuß auf die Außenseite des linken Knies.

Das linke Bein ist ganz durchgestreckt. Versuchen Sie, vor allem die Innenseite der Kniekehle fest in den Boden zu drücken. Verschließen Sie Ihre Stimmritze leicht, und starten Sie einen tiefen und kraftvollen Ujjayi-Atem.

Stellen Sie die rechte Hand fest neben der rechten Hüfte auf.

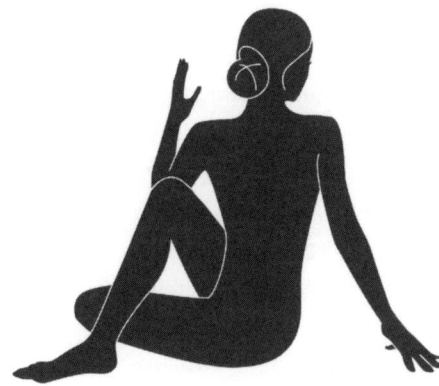

Mit der Einatmung ziehen Sie den Rücken lang, strecken Sie den linken Arm weit nach oben, und drehen Sie sich beim Ausatmen mit dem Oberkörper langsam zur rechten Seite. Drücken Sie mit dem linken Ellenbogen gegen die Außenseite des rechten Knies, und drehen Sie sich mit jeder Ausatmung vom Bauchnabel her mehr und mehr nach rechts. Nutzen Sie die Hebelwirkung des Armes, um den Oberkörper kraftvoll in Richtung des aufgestellten Knies zu drehen. Ziehen Sie mit der Einatmung den Rücken maximal in die Länge, und halten Sie das Kinn leicht an der Brust. Bleiben Sie hier für 4 bis 5 Atemzüge.

Verteilen Sie in der Haltung das Gewicht gleichmäßig auf beide Sitzhöcker, und verlängern Sie den Oberkörper mit jeder Einatmung nach oben. So wird mit jeder Ausatmung die Drehung der Wirbelsäule vertieft.

Strecken Sie dabei immer wieder bewusst den unteren Rücken, und achten Sie darauf, dass der Körper fest geerdet bleibt und beide Sitzhöcker gut geerdet sind.

ACHTUNG YOGI! *Im Drehsitz bewegen Sie sich in das Zentrum Ihres Körpers hinein und wieder hinaus.*

Aufgrund des durch die Drehung hervorgerufenen Drucks wird jede einzelne Bandscheibe leicht massiert, bewegt und durch diese Bewegung wieder mit spinaler Flüssigkeit versorgt, genährt und gekräftigt.

Einatmen, den ganzen Körper strecken. Ausatmen, die Drehung vertiefen.

Noch einige Atemzüge hier bleiben.

ACHTUNG YOGI! *Arbeiten Sie in der Haltung, ohne zu kämpfen. Ihre Praxis sollte auf natürliche Weise fließen. Intensiv, aber entspannt und natürlich. Stellen Sie sich Licht vor, wie es aus der Mitte des Kopfes langsam den Körper entlang nach unten läuft.*

Am Ende der Ausatmung pressen Sie die Knie zusammen und drücken den aufgestellten Fuß ein wenig mehr nach unten. Bevor die nächste Einatmung beginnt, findet immer noch eine kleine Dehnung und Verlängerung in der Wirbelsäule statt. Durch das Loslassen in der Atempause etablieren Sie von Ihrer Fußmitte aus die Erdung. Dann lassen Sie nach einer Pause die Einatmung geschehen, um außergewöhnlich viel frische Energie aufzunehmen.

Um aus der Haltung zu kommen, lösen Sie Ihren Hebel, und drehen Sie sich mit der nächsten Einatmung zurück zur Mitte. Atmen Sie aus, und machen Sie eine kurze Gegendrehung zur anderen Körperseite hin.

Wiederholen Sie den gesamten Vorgang auf der zweiten Seite.

Wirkung:

Im Drehsitz wird unser drittes Energiezentrum, das Manipura-Chakra, stimuliert. Das ist der Sitz unserer Stärke und des Durchhaltevermögens. Somit ist es auch der Sitz unseres Egos, das sich mit Aussehen, Job, Status, Geld und Macht identifiziert. In den Drehungen ziehen wir unser Ego nach oben und übergeben es an unser Herz, den Sitz der Liebe und des Mitgefühls.

TISCH:
Purvottanasana

DO IT: *Stellen Sie* im Sitzen beide Füße hüftbreit auf dem Boden auf, Knie und Knöchel sind in einer Linie.

Drücken Sie die Handflächen einen halben Meter hinter sich auf die Matte, die Fingerspitzen zeigen in Richtung Gesäß.

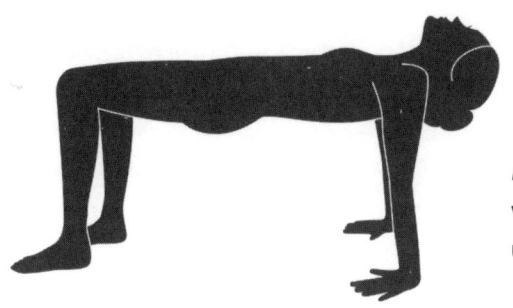

Pressen Sie kraftvoll in die Fersen und Handflächen.

Nehmen Sie das Kinn zum Brustkorb, und rollen Sie die Schultern nach oben, hinten und dann nach unten.

Mit der Einatmung heben Sie das Gesäß und die Hüften so weit vom Boden, dass sie in einer Linie mit den Schultern sind.

Wenn es der Nacken erlaubt, dann lassen Sie mit der Ausatmung den Kopf langsam nach hinten sinken. Achten Sie darauf, dass der Nacken nicht allzu sehr zusammengedrückt wird. Die Hände und Füße bleiben fest in den Boden gedrückt. Halten Sie die Arme möglichst gestreckt.

Bleiben Sie in dieser Haltung, und atmen Sie ruhig, tief und gleichmäßig.

Arbeiten Sie auch hier, ohne zu kämpfen.

Bleiben Sie bei Ihrem Atem, bleiben Sie weich. Nehmen Sie noch 5 tiefe und kraftvolle Atemzüge, und spüren Sie, wie Ihr ganzer Körper wacher und lebendiger wird.

Um aus der Haltung zu kommen, heben Sie mit der nächsten Einatmung langsam Ihr Kinn an.

Atmen Sie aus, und führen Sie in aller Ruhe und kontrolliert das Gesäß auf den Boden zurück.

Lassen Sie den Atem vollkommen frei fließen. Sie können den Kopf auf den Knien ablegen.

Wirkung:

Diese Haltung stärkt und dehnt Arme und Bauch, die Vorderseite der Oberschenkel, die Leisten und den Hals. Sie ist ein perfekter und auch notwendiger Ausgleich zu Vorwärtsbeugen und Hüftöffnungen. Außerdem stärkt sie die Willenskraft und verbessert die Fähigkeit, mit herausfordernden Situationen im Leben umzugehen.

EIN ANKER IN STÜRMISCHEN ZEITEN: DIE LIFESAVING-SEQUENZ

Diese Übungsreihe ist in Kombination mit den »Magic Six« seit Langem unser persönlicher Favorit für die tägliche Yogapraxis.

Sie werden Sie ganz besonders schätzen, wenn Sie großen Belastungen ausgesetzt sind, denn die Sequenz besitzt eine sehr erfrischende Wirkung und hilft Ihnen, wieder »Boden unter den Füßen« zu bekommen.

Die folgenden Übungen entstammen der Tradition des südindischen Yogameisters Sri T. Krishnamacharya und wurden uns von seinem Sohn T. K. Sribhashyam sowie dem Neuseeländer Mark Whitwell überliefert.

DO IT: *Nehmen Sie* sich etwa 45 Minuten Zeit.
Ziehen Sie sich in einen ruhigen, geschützten Raum zurück.
Setzen Sie sich bequem auf Ihre Yogamatte.

Intention:
Möge meine heutige Praxis mich an einen Ort der Bewusstheit führen, an dem ich lerne:
→ stärker und präsenter zu sein
→ Schuld loszulassen
→ dem Höchsten zu dienen.

Ich verneige mich vor meinen Lehrern, die mir zeigen, was es heißt
→ stark und bewusst zu leben
→ Schuld abzulegen
→ anderen zu dienen,
und die mir helfen, das Beste in mir freizulegen.

ATEMÜBUNG:
Kapâlabhâti (Blasebalg-Übung)

DO IT: *Setzen Sie* sich bequem und aufrecht hin, und atmen Sie langsam durch die Nase ein und aus.

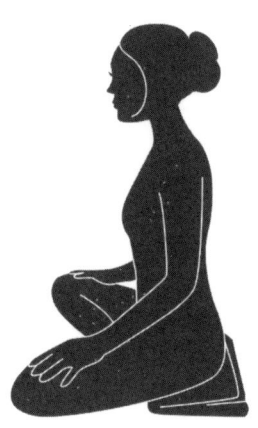

Legen Sie eine Hand auf den Bauch, und achten Sie auf den Rhythmus Ihres Atems. Wenn Sie bereit sind, atmen Sie tief ein, und füllen Sie den Bauch mit Luft.

Halten Sie dabei den Oberkörper lang aufgerichtet.

Entspannen Sie den Bauch, damit er sich bequem ausdehnen kann, wenn er mit Luft gefüllt wird.

Jetzt ziehen Sie den Bauch kraftvoll ein. Durch diese Kontraktion wird die Luft aus der Nase herausgedrückt. Ist die Luft ausgestoßen, entspannen Sie den Bauch sofort, bis er sich wieder leicht ausdehnt. Die Luft fließt von selbst zurück in die Lungen. Wiederholen Sie das feste Anspannen der Bauchmuskulatur, um die Luft wieder hoch- und rauszupressen.

Das ist der Grundrhythmus.

Achten Sie darauf, dass während der passiven Einatmung der Bauch entspannt, sodass die Luft langsam eindringen kann.

Das Ausstoßen funktioniert optimal, wenn Sie sich vorstellen, dass Sie sich bei jeder Ausatmung kräftig die Nase putzen.

Der zweite Teil des Blasebalg-Atems beginnt direkt nach der letzten Ausatmung.

Nehmen Sie einen langen, tiefen Atemzug durch die Nase, und halten Sie den Atem an. Bitte halten Sie die Luft solange an, bis

Sie einen deutlichen Energiestoß in der Wirbelsäule wahrnehmen. Sobald diese Energie den Kopf erreicht hat, atmen Sie durch die Nase aus.

Dies ist eine sehr kraftvolle Übung, die jeden Tag durchgeführt werden kann.

Beginnen Sie mit 20 Ausatmungen pro Minute.

Machen Sie nach dem ersten Zyklus 30 Sekunden lang Pause, und atmen Sie dabei leicht und langsam zwischen.

Dann wiederholen Sie die Übung noch mehrmals.

Um den maximalen Nutzen aus dieser Übung zu ziehen, erweitern Sie den Zyklus jeden Tag um 10 Ausatmungen, bis jeder Zyklus aus 100 Ausatmungen pro Minute besteht.

Wirkung:

Kapâlabhâti wirkt sowohl auf den physischen Körper als auch auf das feinstoffliche Energiesystem. Auf der physischen Ebene werden Restluft aus der Lunge entfernt, Toxine gelöst, das Zwerchfell gestärkt und Fettpolster in der Bauchdecke verringert. Das sympathische Nervensystem wird beruhigt. Das Blut wird mit Sauerstoff angefüllt, Kohlendioxide eliminiert und durch Sauerstoff ersetzt. Die Zellaktivität steigt. Man fühlt sich lebendiger. Kapâlabhâti wirkt wie ein guter Espresso. Regelmäßig ausgeführt stärkt es die Bauchmuskulatur und reinigt die Nasennebenhöhlen.

ATEMÜBUNG:
Bhastrika

Bhastrika ist eine traditionelle Atemübung.

Durch die Aktivierung der Bauchmuskeln wird der Stoffwechsel angeregt und die Verdauung gefördert. Diese Atemübung ist intensiver als Kapâlabhâti.

Sie erzeugt noch mehr Hitze im Körper und reinigt tiefer.

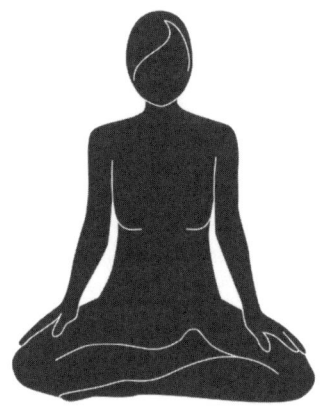

DO IT: *Atmen Sie* schnell und kraftvoll durch beide Nasenlöcher gleichzeitig ein und aus. Am besten wiederholen Sie dies etwa 20- bis 50-mal.
Bleiben Sie kurz still sitzen.
Dann öffnen Sie langsam wieder die Augen.

Wirkung:

Bhastrika-Pranayama erfrischt Körper und Geist. Ziel dieses Pranayamas ist es, durch ständige Wiederholung dieses »Einheizens« die Schlange Kundalini zu wecken oder – wie es in einigen Traditionen heißt – sogar zu verbrennen, damit die Bewusstseinsenergie Prana-Shakti frei aufzusteigen vermag.

ATEMÜBUNG:
Anuloma Ujjayi

Anuloma Ujjayi ist eine Atemtechnik, bei der abwechselnd durch die Nasenlöcher und mit Ujjayi geatmet wird. (EIN: Ujjayi, AUS: linkes Nasenloch, EIN: linkes Nasenloch, AUS: Ujjayi, EIN: Ujjayi, AUS: rechtes Nasenloch, EIN: rechtes Nasenloch, AUS: Ujjayi etc).

Diese Technik vertieft die Ausatmung und hat somit eine stark ausgleichende, beruhigende und klärende Wirkung.

DO IT: *Verschließen Sie* bewusst die Stimmritze, und lassen Sie einen ruhigen, gleichmäßig rauschenden Atem, den sogenannten Ujjayi-Atem, entstehen. Empfangen Sie die Einatmung passiv von oben, und atmen Sie aktiv, aus der Stabilität der Basis, aus. Atmen Sie ein in den Brustkorb und aus vom Bauchnabel. Atmen Sie dabei komplett aus und dann lang und tief wieder ein.

Halten Sie genau diesen Rhythmus, konzentrieren Sie sich auf den Brustraum und dort auf das spirituelle Herz.

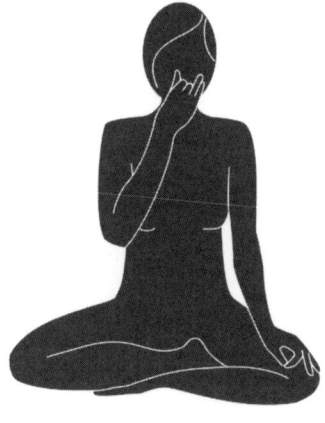

Bringen Sie jetzt die linke Hand auf Ihrem Oberschenkel ins Chin-Mudra, das heißt Zeigefinger und Daumen berühren sich, die Handflächen zeigen nach oben. Die rechte Hand in Vishnu-Mudra: Beugen Sie den Zeige- und Mittelfinger der rechten Hand, der Ringfinger und der kleiner Finger werden ausgestreckt.

Legen Sie die Finger der rechten Hand locker oben an die Nasenflügel, wo das Harte, Knochige langsam in das Weiche der Nasenlöcher übergeht.

Lassen Sie die Hand dort liegen, und atmen Sie durch beide Nasenlöcher mit dem sanften Rauschen des Ujjayi Atems ein.

Verschließen Sie dann mit dem Daumen das rechte Nasenloch, und atmen Sie durch das linke Nasenloch aus. Halten Sie das rechte Nasenloch geschlossen, und atmen Sie durch das linke Nasenloch ein. Den Atem kurz halten und dann durch beide Nasenlöcher mit Ujjayi ausatmen. Durch beide Nasenlöcher mit Ujjayi einatmen und danach mit dem kleinen und dem Ringfinger das linke Nasenloch verschließen und rechts ausatmen. Rechts wieder einatmen, kurz halten und durch beide ausatmen. Durch beide Nasenlöcher einatmen. Atem kurz halten und dann das rechte Nasenloch verschließen und links ausatmen. Das war eine Runde. Um fortzusetzen, atmen Sie wieder durch das linke Nasenloch ein.

Wiederholen Sie diese Übung noch mehrmals. Atmen Sie immer wieder durch ein Nasenloch ein, halten Sie den Atem ein wenig, und atmen Sie durch beide Nasenlöcher mit Ujjayi weiter.

Das Kinn ist die gesamte Zeit leicht gesenkt, die Konzentration liegt auf dem Brustraum, die Bauchdecke ist fest, und der Atem fließt über die Nasenlöcher nach oben in den Brustkorb. Atmen Sie bis zu 12 Runden auf genau diese Art und Weise weiter.

Atmen Sie schließlich durch das linke Nasenloch aus, senken Sie die Hand, und verweilen Sie für einen Moment in der stillen Wahrnehmung der sehr feinen Atmung und hohen Konzentration.

Halten Sie bitte die Augen noch für einen kleinen Moment geschlossen, und bleiben Sie still sitzen. Mit der nächsten Ausatmung öffnen Sie dann sanft wieder die Augen.

Wirkung:

Durch diese Atemübung entsteht ein ausgewogener Energie-
fluss im ganzen Körper. Beide Gehirnhälften werden ausgeglichen. Das vermittelt ein Gefühl der Klarheit und Konzentration. Dieses Pranayama ist ideal zur Vorbereitung auf die
nachfolgende Übungspraxis.

KOBRA

DO IT: *Legen Sie* sich auf den Bauch. Beugen Sie die Ellenbogen,
und setzen Sie die Hände neben dem Brustkorb auf, so nahe an
den Hüften wie möglich. Ziehen Sie die Ellenbogen nach hinten und zueinander. Mit einer Einatmung heben Sie Kopf,
Schultern und Brustkorb leicht an. Bewegen Sie die Rippen etwas nach vorne und schaffen Raum für die inneren Organe.
Schlängeln Sie sich nach vorne, pressen Sie den Bauchnabel
auf den Boden, heben die Schultern an und ziehen Sie sie nach
oben, hinten und unten. Zuletzt heben Sie Kopf und Nacken
leicht an.

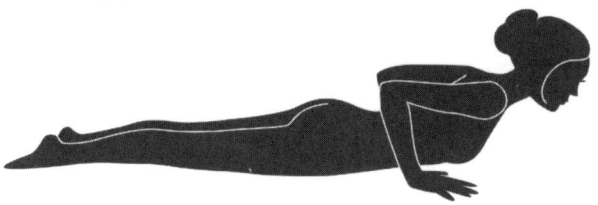

In dieser Haltung
strecken Sie die Beine nach hinten und machen die Wirbelsäule nach vorne lang. Öffnen Sie den Brustkorb nach vorne.
Die Hüften, die gestreckten Beine und die Fußrücken sind fest
gegen den Boden gedrückt. Strecken Sie die Beinrückseiten,
und bewegen Sie das Kreuzbein in Richtung Füße.

Verweilen Sie in der Kobra für ein paar tiefe Atemzüge.

Atmen Sie ein, und vertiefen Sie die Rückbeuge, beim Ausatmen senken Sie die Stirn komplett auf den Boden ab.

Einatmend richten Sie den Oberkörper wieder auf, ziehen die Schultern nach oben, hinten und unten, strecken den Nacken und schauen auf den Boden. Ausatmend legen Sie die Stirn langsam wieder auf dem Boden ab.

Wiederholen Sie diese Bewegungen einige Male in Ihrem eigenen Atemrhythmus.

Mit jeder Einatmung vertiefen Sie die Rückbeuge ein wenig und dehnen den Brustkorb etwas mehr. Ausatmend entspannen Sie den Körper für einen kleinen Moment.

Mit der nächsten Ausatmung schieben Sie das Gesäß auf die Fersen zurück.

Legen Sie die Stirn auf dem Boden ab, und bleiben Sie hier für ein paar Augenblicke. Legen Sie die Arme hinten neben dem Körper locker ab, und ruhen Sie sich für ein paar Atemzüge in der Stellung des Kindes aus.

Wirkung:

Die Kobra stärkt das Selbstbewusstsein. Der Brustkorb wird gedehnt und die Vorderseite der Wirbelsäule gestreckt. Die Bauchregion wird geweitet, und dabei werden Rückenstrecker, Gesäß und Beine gestärkt.

Variante:

Bei Problemen im unteren Rücken stellen Sie die Handflächen weiter vorne auf, und achten Sie darauf, dass der Fußspann mittig gegen den Boden drückt.

Die Position für mindestens 5 Atemzüge halten.

SCHULTERSTAND:
Sarvangasana

DO IT: *Legen Sie* sich mit dem Rücken auf die Matte.

Mit einer Einatmung heben Sie die Hüften und ziehen die Knie zur Stirn. Strecken Sie die Beine hoch zur Decke, und bringen Sie Ellenbogen und Schultern näher zueinander. Ihre Hände stützen die Wirbelsäule rechts und links, die Finger zeigen nach oben.

In dieser Haltung unterstützen Sie den Rücken fest mit beiden Händen. Bewegen Sie den Brustkorb zum Kinn. Bringen Sie die Schulterblätter und Ellenbogen noch enger zusammen. Das Steißbein zieht zum Schambein. Spannen Sie die Kniescheiben gleichmäßig an, und drehen Sie die Oberschenkelmuskeln leicht einwärts. Heben Sie das Brustbein sanft an. Die Leisten und vor allem die Innenseiten der Beine werden hoch zur Decke gestreckt.

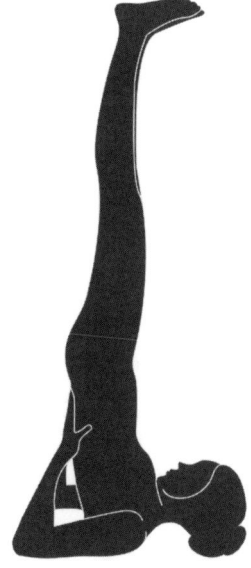

Bleiben Sie in dieser Position für mindestens zwölf Atemzüge.

Richten Sie Ihre Konzentration auf Kanta, die Kehle.

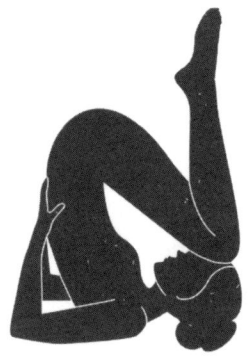

Um aus der Haltung zu kommen, atmen Sie aus, beugen Sie die Knie, und rollen Sie den Rücken vom Gesäß aus langsam auf den Boden ab. Benutzen Sie dabei die Hände seitlich vom Körper als Bremse. Stellen Sie die Füße auf, strecken Sie die Arme neben dem Körper aus, und bleiben Sie einige Atemzüge ruhig liegen.

Wirkung:

Der Schulterstand wird auch die »Mutter der Asanas« genannt, da er den ganzen Körper beruhigt und nährt, so wie eine gute Mutter ihr Kind.

Variante: Halber Schulterstand

DO IT: *Wenn Ihnen* das schwerfällt, nutzen Sie die Wand als Stütze, und üben Sie den halben Schulterstand:
Legen Sie sich auf den Rücken vor eine Wand, mit dem Gesäß gegen die Wand. Heben Sie die Beine hoch zur Decke, und strecken Sie sie entlang der Wand nach oben. Beugen Sie beide Knie, und drücken Sie die Füße gegen die Wand. Heben Sie das Gesäß, platzieren Sie die Hände rechts und links der Wirbelsäule, die Finger zeigen dabei nach oben. Pressen Sie die gebeugten Knie im 90-Grad-Winkel zu den Oberschenkeln gegen die Wand. Wenn auch diese Variante zu viel ist, dann üben Sie Viparita Karani. Die Übung finden Sie auf der nächsten Seite.
Halten Sie diese Ausrichtung stabil, und bleiben Sie so für mindestens zwölf Atemzüge.
Wählen Sie ganz bewusst die volle oder die halbe Position.

Vertiefen Sie im vollen oder halben Schulterstand Ihre Ausatmung.

Mit der Zeit entstehen nach der Ausatmung kurze Pausen.

ACHTUNG YOGI! *Die Verlängerung der Ausatmung sowie die Atempause danach haben einen beruhigenden und stärkenden Effekt. Es gibt keine wahre Stärke ohne Loslassen, keine Macht ohne Frieden. Das bewusste Loslassen erlaubt die Vertiefung der Einatmung. Der ganze Organismus wird belebt, Ruhe und Klarheit entstehen.*

WICHTIG: Sobald Druck im Kopf, in den Ohren, Augen oder im Nackenbereich entsteht, kommen Sie aus der Stellung heraus, oder wählen Sie eine der Alternativen.

Variante: Viparita Karani

DO IT: *Legen Sie* einen Stapel Decken an die Wand. Bringen Sie von der Seite das Becken auf die Decke, und strecken Sie die Beine gerade nach oben. Ihr Gesäß berührt die Wand. Halten Sie die Hüften tief, dehnen Sie Bauch und Brustkorb.

Egal für welche Variante Sie sich entscheiden, bleiben Sie mindestens für zwölf Atemzüge in der Haltung.

KOPFSTAND:
Sirsansana

DO IT: *Kommen Sie* in die Kleinkindstellung.

Die Stirn berührt locker den Boden, oder Sie stellen eine Faust auf die andere und legen darauf sanft die Stirn ab.

Jetzt verschränken Sie die Finger ineinander zu einer festen Faust und stellen den Scheitel gegen die Handfläche auf den Boden. Mit den Händen berühren Sie den Hinterkopf. Pressen Sie die Ellenbogen und Unterarme fest gegen die Unterlage, das Körpergewicht ist dabei gleichmäßig auf den Handkanten, Unterarmen und dem Kopf verteilt. Lehnen Sie den Kopf locker gegen die Hände.

Beginnen Sie langsam die Knie anzuheben, die Beine zu strecken und mit den Füßen Schritt für Schritt in Richtung des Gesichts zu laufen. Richten Sie den Oberkörper möglichst senkrecht zum Boden aus. Achten Sie darauf, dass Ihr Gewicht genau in der Mitte des Kopfes ruht, da sonst zuviel Druck auf den Hals und die Augen ausgeübt wird.

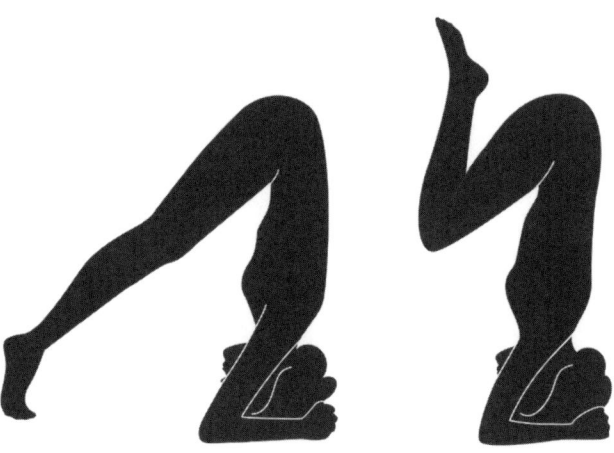

Einatmend heben Sie einen Fuß nach dem anderen leicht an, und heben Sie mit einer Ausatmung die Knie zum Brustkorb. Mit der nächsten Einatmung heben Sie die gebeugten Knie hoch in Richtung Decke und strecken dann mit einer Ausatmung beide Beine.

ACHTUNG YOGI! *Denken Sie daran, Yoga heißt loslassen – körperlich und emotional. Üben Sie bitte entsprechend Ihrer Tagesform. Wenn zum Beispiel der Kopfstand heute zu viel ist, bleiben Sie in dieser Variation des halben Kopfstandes. Fahren Sie fort, sich so lange noch mit Händen und Beinen zu stützen, bis Sie sich irgendwann schmerzfrei mindestens 6 Atemzüge lang im Kopfstand halten können. Jede Variante des Kopfstands kann eine erfrischende Wirkung auf Körper und Verstand haben; bewusst ausgeführt, ist der Kopfstand ein ganz wichtiges Instrument für mehr Achtsamkeit im Leben.*

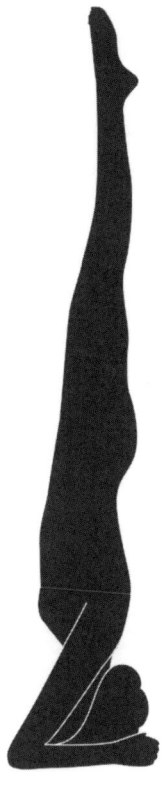

Falls der Kopfstand heute für Sie angemessen ist, laufen Sie langsam weiter vor in Richtung Kopf, und heben Sie ein Bein nach dem anderen gebeugt nach oben. Erst wenn Sie hier, auf halber Höhe, wirklich stabil sind, strecken Sie ein Bein nach dem anderen langsam hoch in den Kopfstand.

In der Haltung sind die Unterarme fest auf dem Boden, die Finger ineinander verschränkt. Die Ellenbogen befinden sich genau unter den Schultern, nicht weiter auseinander. Der Nacken ist lang, der

Scheitel auf dem Boden. Heben Sie die Schultern, drücken Sie die Ellenbogen fest in den Boden, und ziehen Sie die Wirbelsäule nach innen. Dehnen Sie den Brustkorb, und spannen Sie die Bauchmuskeln leicht an. Bewegen Sie Steiß- und Kreuzbein nach innen und oben. Strecken Sie die Innenseiten der Beine nach oben, und halten Sie die Beine die ganze Zeit aktiv. Auch die Zehen strecken Sie zur Decke. Halten Sie all das stabil.

Wenn möglich, bleiben Sie für mindestens zwölf tiefe Atemzüge in der Position.

Konzentrieren Sie sich auf Nâsâgra, die Nasenspitze, verlängern Sie die Ausatmung, und erlauben Sie kleine Pausen nach der Ausatmung.

Achten Sie darauf, die Rippen etwas mehr in Richtung Bauchnabel zu ziehen, sodass Sie nicht ins Hohlkreuz kippen. Gerade wenn Sie merken, dass der Körper vielleicht etwas müde wird, versuchen Sie, die Muskeln der Beine noch mehr an die Knochen heranzuziehen und die Beine nach oben Richtung Decke zu strecken.

Um aus der Haltung zu kommen, atmen Sie aus, beugen Sie die Beine, und führen Sie die Füße kontrolliert zum Boden. Gehen Sie erneut in die Kleinkindstellung, legen Sie den Brustkorb auf den Oberschenkeln ab. Die Stirn ruht auf dem Boden.

Ist der Atem wieder frei, konzentrieren Sie sich hier auf den Punkt zwischen den Augenbrauen, der den Boden berührt, und bleiben Sie mindestens 5 Atemzüge hier.

Kopf und Schultern sind locker, das Gesäß schiebt in Richtung Fersen, und nach 5 Atemzügen strecken Sie die Arme nach vorne aus und heben sich mit der Einatmung hoch in die Kobra. Ziehen Sie die Schultern nacheinander nach oben, hinten und unten, nehmen Sie hier 3 tiefe Atemzüge, während sich die Fußrücken aktiv in den Boden pressen und sich die Knie dadurch leicht von der Matte wegheben.

Konzentrieren Sie sich weiterhin auf das Dritte Auge, auf Brumadaya, und vertiefen Sie mit der Einatmung die Dehnung der Brust. Mit der Ausatmung lösen Sie etwas und entspannen den Oberkörper ein wenig.

Mit der nächsten Ausatmung schieben Sie sich zurück auf die Fersen, strecken die Beine aus und kommen kurz in den Hund. Lassen Sie den Atem frei und ruhig fließen.

Wirkung:

Der Kopfstand, auch »König der Yogahaltungen« genannt, führt zu Ausgewogenheit und einem Gefühl von Leichtigkeit. Die Balance vermittelt Leichtigkeit, Kraft und Beweglichkeit – ein hohes Maß an Körperbeherrschung entsteht. Sowohl das Koordinations-, als auch das Konzentrationsvermögen nehmen zu. Die Muskeln in den Beinen werden gestrafft. Das Gewicht wird aus den Beinen genommen, und durch die verbesserte Durchblutung wird die Funktion der Drüsen und der inneren Organe angeregt. Generell vitalisieren Umkehrhaltungen den gesamten Körper. Der Blutzustrom zum Gehirn fördert Konzentration und verhilft zu gesundem und tiefem Schlaf.

Gerade der Kopfstand stimuliert die innere Sekretion von Zirbeldrüse, Bauchspeicheldrüse und Hypophyse. Regelmäßiges Üben fördert die Offenheit für die spirituellen Aspekte des Lebens.

Tipp: Während der Menstruation sollten Frauen keine Umkehrhaltungen üben. Auch bei Bluthochdruck, Herzerkrankungen, Netzhautablösungen oder Ohrenleiden ist von diesen Übungen abzusehen. Bei Hals-Nacken-Verletzungen holen Sie bitte fachkundigen Rat ein.

PFLUG:
Halasana

DO IT: *Legen Sie* sich auf den Rücken. Führen Sie die Beine langsam hinter den Kopf, Beine sind gestreckt. Wenn die Füße den Boden berühren, verschränken Sie die Hände hinter dem Rücken zu einer festen Faust. Strecken Sie die Arme aus den Achselhöhlen, und heben Sie die Schulterblätter. Drehen Sie dabei die Oberarme leicht nach außen. Die Zehen sind angezogen, die Fußsohlen gestreckt, und die Fersen schieben vom Oberkörper weg.

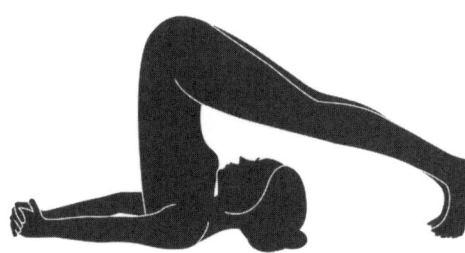

Mit jeder Einatmung nehmen Sie nun die Brustwirbelsäule etwas mehr nach innen, und heben Sie die Hüften.
Mit jeder Ausatmung strecken Sie die Beine etwas mehr. Spannen Sie die Gesäßmuskeln leicht an, und dehnen Sie beide Seiten des Brustkorbs.

Sollten die Füße noch nicht den Boden berühren, ziehen Sie die Knie zur Stirn, und stützen Sie mit den Händen weiterhin den Rücken.

Bleiben Sie hier für mindestens 5 Atemzüge.

ACHTUNG YOGI! *Praktizieren Sie ohne jede Erwartung – ohne die Erwartung, komplizierte Körperhaltungen zu meistern, ohne die Erwartung, Erleuchtung zu erfahren oder in den Himmel zu kommen. Denn Sie sind längst da. Machen Sie sich das immer wieder klar.*

Um aus der Haltung zu kommen, atmen Sie aus, heben Sie die Beine langsam an, und rollen Sie den Rücken vom Gesäß aus auf den Boden ab. Benutzen Sie dabei die Hände seitlich des Körpers als Bremse. Stellen Sie die Füße auf, und bleiben Sie einige Atemzüge ruhig auf dem Rücken liegen.

Wirkung:

In dieser Haltung wird die Wirbelsäule gestreckt, die Bauchorgane werden vitalisiert und die Verdauung gefördert. Erschöpfungszustände werden gelindert, und der Energiepegel erhöht sich. Durch die Umkehr des Körpers wird möglicher Bluthochdruck reguliert. Schmerzen in den Fingern, Händen, Handgelenken, Ellenbogen und Schultern werden gelindert.

FISCH:
Matsyasana

DO IT: *Legen Sie* sich auf den Rücken, und drücken Sie die Beine fest zusammen. Die Arme liegen neben dem Körper. Verlagern Sie das Gewicht auf die Ellenbogen, und pressen Sie die Ellenbogen in den Boden. Einatmend heben Sie Kopf und Brustkorb vom Boden weg, und setzen Sie dann Ihren Scheitel auf dem Boden ab.

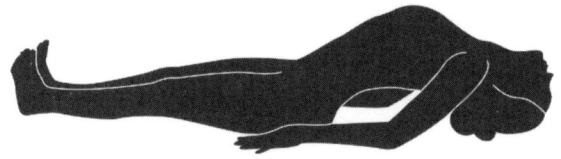

In der Haltung sind beide Arme neben dem Körper. Ihr Scheitel ist aufgestellt und der Brustkorb weit nach oben gewölbt. Strecken Sie die Innenseiten Ihrer Beine, und drücken Sie dabei die Rückseiten der Oberschenkel fest in den Boden. Ziehen Sie das Steißbein nach unten und innen. Ziehen Sie die Zehen leicht an. *Nehmen Sie* im Fisch mindestens 5 kraftvolle Atemzüge.

ACHTUNG YOGI! *Der Verstand verbindet sich mit dem ganzen Körper, er wird ruhiger. Stress kann losgelassen werden, die Energie nimmt zu. Prana, Lebensenergie, wird durch das ganze Körper-Geist-System bewegt. Wir sind bewusster, wacher und klarer.*

Um aus der Haltung zu kommen, heben Sie mit der Einatmung langsam den Kopf an. Beim Ausatmen legen Sie den Rücken komplett auf Ihrer Unterlage ab, lassen Sie den Oberkörper in den Boden sinken und die Ellenbogen zur Seite gleiten. Bleiben Sie einige Atemzüge ruhig liegen. Ziehen Sie ein Knie nach dem anderen zum Brustkorb, und bewegen Sie die Knie locker von einer Seite zur anderen. Halten Sie sich an einem Knie fest, strecken Sie das andere Bein aus, und ziehen Sie sich hoch zum Sitzen.

Wirkung:

Hier wird die Halsmuskulatur gekräftigt und die Vorderseite des Brustkorbs und Halses intensiv gestreckt. Der Herzraum wird geöffnet und die Atmung vertieft. Die gesamte Schultermuskulatur wird gestärkt und stark durchblutet.

GROSSES SIEGEL

DO IT: *Setzen Sie* sich auf Ihre Matte.

Strecken Sie beide Beine kurz aus. Greifen Sie das Sitzfleisch, und ziehen Sie die Pobacken nacheinander zurück. Das hilft Ihnen, wirklich stabil auf den Sitzhöckern zu sitzen.

Dann greifen Sie Ihr rechtes Knie, ziehen es nah an sich heran und lassen es dann locker zur rechten Seite kippen.

Beim Einatmen heben Sie den Oberkörper an, verschränken Sie die Finger, drehen die Handflächen zur Decke, und senken Sie das Kinn zum Brustkorb.

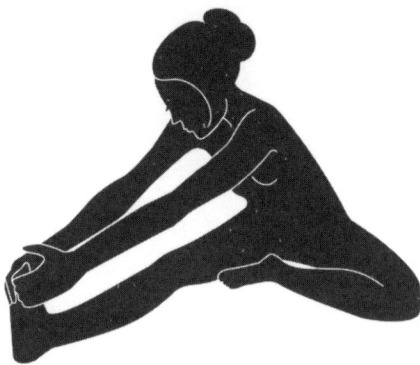

Halten Sie kurz den Atem an, und drehen Sie mit einer tiefen Ausatmung den Oberkörper vom Bauchnabel aus zu Ihrem linken Bein.

Mit der Ausatmung strecken Sie den Oberkörper lang über das linke Bein.

Greifen Sie nach dem Fuß oder dem Knöchel, und ziehen Sie den Rücken mit der Einatmung maximal in die Länge.

Das gestreckte Bein ist aktiv. Richten Sie den Rücken mit jeder Einatmung etwas mehr auf, und achten Sie dabei darauf, dass das Kinn gesenkt und der Nacken verlängert wird. Versuchen Sie, den Rücken lang zu halten. Mit jeder Einatmung wird der Brustkorb etwas mehr gedehnt und die Wirbelsäule verlängert. Durch diese Streckung können wir die Tiefenwirkung der drei sogenannten Bandhas – Mula Bandha, Uddyana Bandha und Jalandhara Bandha – wahrnehmen. Dabei arbeitet der Rückenstrecker der Beugung durch die Schwerkraft entgegen. Ganz wichtig ist es, dass der Oberkörper also nicht in Richtung Bein sinkt, sondern aktiv in die Länge gezogen und nach oben in Richtung Decke gehoben wird.

Halten Sie diese sitzende Vorwärtsbeuge für mindestens 6 Atemzüge.

Konzentrieren Sie sich dabei auf die Region um den Bauchnabel.

ACHTUNG YOGI! *Bedenken Sie, dass man Yoga nicht erzwingen kann. Yoga ist Ausdruck dessen, wer wir wirklich sind. Lassen Sie die Übungen auf natürliche Weise fließen – achtsam, aber entspannt und natürlich. Richten Sie die Wirbelsäule mit jeder Einatmung wieder etwas auf, und vertiefen Sie die leichte Drehung des Oberkörpers mit der Ausatmung.*

Um aus der Haltung zu kommen, verschränken Sie mit der nächsten Einatmung wieder die Finger, drehen die Handfläche nach oben, ziehen das Kinn zur Brust und kommen wieder mit dem Oberkörper hoch. Strecken Sie beide Beine aus.

Wechseln Sie jetzt die Beine. Ziehen Sie das linke Knie zu sich heran, strecken Sie das rechte Bein lang aus, und lassen Sie dann das linke Knie zur Seite sinken.

Beim Einatmen heben Sie die Arme, strecken den Oberkörper und drehen ihn zum linken Bein.

Beim Ausatmen beugen Sie sich lang nach vorn über das linke Bein.

Ziehen Sie mit der Einatmung den Rücken wieder maximal in die Länge, dabei das Kinn nah an der Brust halten. Atmen Sie ruhig und tief, und konzentrieren Sie sich auf Ihren Nabel.

Halten Sie die Asana auf jeder Seite für mindestens 10 Atemzüge.

Wirkung:

Übungen im Sitzen – insbesondere die Vorwärtsbeugen – haben einen stark beruhigenden Charakter. Die Energie im Körper wird versiegelt und in die Nabelregion geleitet. In Kombination mit einer tiefen Atmung und dem Einsatz der Bandhas fördern sie einen meditativen Zustand der Achtsamkeit und der Gelassenheit.

Vielleicht spüren Sie außerdem, wie in dieser Haltung die natürliche Atembewegung leicht eingeschränkt wird. Beckenboden und Bauchmuskeln haben hier erhebliche Stützarbeit zu leisten, gleichzeitig wird der Brustkorb gehoben. Die Gelenke zwischen den Rippen und Wirbeln werden durch die leichte Verdrehung der Brustwirbelsäule unbeweglich gehalten und das Brustbein zum Kinn hochgezogen. Der Körper wird gezwungen, auf völlig ungewohnte Art zu atmen. Etwas Neues kann sich im Inneren seinen Weg bahnen.

VORWÄRTSBEUGE

DO IT: *Setzen Sie* sich auf den Boden, die Beine sind lang ausgestreckt. Verschränken Sie mit einer Einatmung die Finger, drehen Sie die Handflächen nach oben, senken Sie das Kinn, heben Sie die Arme, und halten Sie kurz den Atem an.
Ausatmend beugen Sie sich über beide Beine tief nach unten. Greifen Sie mit Zeigefinger und Daumen nach den großen Zehen, die Handflächen schauen zueinander.

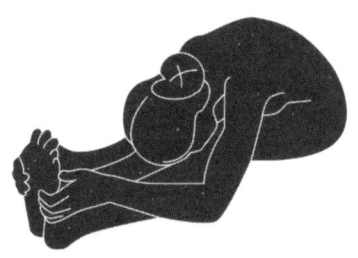

Die Beine sind nach vorne gestreckt, die Füße aneinander und die Zehen angezogen. Beugen Sie die Knie an, und greifen Sie die Außenseite der Füße. Beugen Sie den Oberkörper nach vorne, lassen Sie den Kopf entspannt hängen, der Bauch berührt dabei die Oberschenkel. Auch die Schultern sind locker. Lassen Sie die Beine nicht nach außen rollen. Versuchen Sie, den Rücken lang zu halten. Mit jeder Einatmung dehnen Sie den Brustkorb etwas mehr, und verlängern Sie die Wirbelsäule. Mit jeder Ausatmung beugen Sie sich weiter nach vorne über die Beine, bis die Beine schließlich maximal gestreckt sind und der Oberkörper auf den Oberschenkel liegt. Nehmen Sie sich viel Zeit für diesen Übergang. Ganz wichtig ist es, den Rücken gestreckt zu halten und natürlich tief zu atmen. Ziehen Sie das Kinn sanft zur Brust, und richten Sie Ihre Konzentration auf den Nabel.

Durch bewusstes Ausatmen können Sie die Hüftbeugung vertiefen. Deshalb wird mit jeder Ausatmung der Bauch sanft zur Wirbelsäule gezogen. Die Einatmung streckt die obere Wirbelsäule, und die Ausatmung gibt Ihnen die Stabilität, sich noch länger zu strecken. Spüren Sie, wie der Brustkorb die Einatmung empfängt und die Ausatmung von den unteren Bauchmuskeln her initiiert wird.

Halten Sie die Position für mindestens 15 Atemzüge.

ACHTUNG YOGI! *Authentisches Yoga reduziert die Stimulation der Sinne, um einen bedingungslosen Zustand in Körper und Geist zu erzeugen, in dem nichts geschieht, außer der Haltung selbst. Am Anfang mag das etwas überraschend oder ungewohnt sein, da die Ablenkung des täglichen Lebens vermisst wird. Eine gewisse psychologische Bereitschaft, präsent und achtsam zu bleiben, ist mithin erforderlich.*

Vertiefen Sie die Ausatmung, und entspannen Sie sich in die intensive Streckung der Rückseite Ihres Körpers hinein. Verweilen Sie wieder mindestens 6 Atemzüge in der vollen Haltung.

Um aus der Haltung zu kommen, atmen Sie ein, heben Sie den Oberkörper an, und beugen Sie die Beine. Mit der nächsten Ausatmung verschränken Sie die Finger, drehen Sie die Handfläche nach oben, senken Sie das Kinn, einatmend heben Sie die Arme, halten Sie kurz den Atem, und senken Sie ausatmend die Arme. Bleiben Sie für einen kurzen Moment still sitzen.

Wirkung:

Diese Haltung streckt die gesamte Körperrückseite. Die damit einhergehende Dehnung der Rückenmarksnerven entlang der Wirbelsäule führt zu einer allgemeinen Belebung des Nervensystems. Kein Organ der Bauchhöhle entgeht der anregenden Wirkung dieser Haltung. Mit dem Blutstrom wird auch der Fluss der Lymphe angeregt, was sich positiv auf die Immunkraft auswirkt.

Wird diese Stellung länger gehalten (von 5 Minuten aufwärts), so erhöht sich das Energieniveau. Drohende Krankheiten können abgewehrt werden. Gleichzeitig wirkt die sitzende Vorwärtsbeuge beruhigend auf das Herz und die Drüsen der Nebennieren. Wenn man die Stirn auf die Knie ablegt, beruhigt sich der aktive, vordere Bereich des Gehirns. Darin liegt die beruhigende Wirkung auf Körper und Geist.

Wechselatmung

DO IT: *Setzen Sie* sich mit gekreuzten Beinen bequem hin. Die Arme sind gestreckt, die Handflächen zeigen nach oben. Das Kinn ist leicht gesenkt und Ihr Bauch stabil.

Bringen Sie die linke Hand ins Chin-Mudra, das heißt Zeigefinger und Daumen der linken Hand berühren sich, und die rechte Hand ins Vishnu-Mudra. Dabei werden der Zeige- und Mittelfinger der rechten Hand gebeugt, Ringfinger und kleiner Finger ausgestreckt.

Legen Sie dann die Finger locker oben an die Nasenflügel, dorthin, wo das Harte, Knochige langsam in das Weiche der Nasenlöcher übergeht. Halten Sie die rechte Hand dort, und atmen Sie durch beide Nasenlöcher ein.

Verschließen Sie dann mit dem Daumen das rechte Nasenloch, und atmen Sie durch das linke Nasenloch aus. Atmen Sie durch das linke Nasenloch ein und verschließen danach mit dem kleinen Finger und dem Ringfinger das linke Nasenloch und atmen rechts aus. Rechts einatmen, anschließend das rechte Nasenloch verschließen und links ausatmen. Das war eine Runde.

Um fortzusetzen, verschließen Sie wieder das rechte Nasenloch und atmen links ein. Wiederholen Sie diese Übung etwa 12 Runden. Atmen Sie immer durch ein Nasenloch ein und über das andere Nasenloch aus. Das Kinn ist leicht gesenkt, die Konzentration ruht auf dem Brustraum, die Bauchdecke ist fest, und der Atem fließt über die Nasenlöcher in den oberen Brustkorb.

Atmen Sie schließlich durch das linke Nasenloch aus, senken Sie Ihre rechte Hand, und verweilen Sie für einen Moment in der stillen Wahrnehmung Ihrer Klarheit und Achtsamkeit.

Wirkung:

Durch die Wechselatmung entsteht ein ausgewogener Energie-fluss im Körper. Die Aktivität in beiden Gehirnhälften wird ausgeglichen. Ein Gefühl von Frieden und Klarheit stellt sich ein.

Halten Sie die Augen noch für einen kleinen Moment geschlossen, und bleiben Sie so lange, wie es Ihnen angenehm ist, still sitzen.
Öffnen Sie anschließend mit einer Ausatmung wieder sanft die Augen.

Zu der Rolle eines ruhigen Atmens schreibt die *Hatha Yoga Pradipika*: »Wenn der Atem wandert und unregelmäßig ist, ist auch der Geist unruhig. Aber wenn der Atem ruhig ist, so ist es auch der Geist, und der Yogi lebt lange.« (HYP, 2.2).

Sitzen

Das Gehirn arbeitet ohne Unterbrechung. Täglich produzieren wir Millionen von Gedanken. Mehr als 98% der heutigen Gedanken sind mit großer Sicherheit zuvor bereits 1000-mal und öfter gedacht worden.

Der Kopf braucht die Ruhe, um seine Arbeit effektiv und intelligent zu verrichten. Es ist sinnvoll, den Kopf nur dann zu benutzen, wenn er wirklich gebraucht wird.

ACHTUNG YOGI! *Wo der Verstand aufhört, fängt Meditation an. Deshalb geht es während der Meditation darum, zu beobachten und nicht zu bewerten. Stille fördert Achtsamkeit und Bewusstsein. Lassen Sie das, was innen sowieso passiert, einfach laufen. Es geht darum, sich nicht einzumischen.*

ACHTUNG YOGI! *Wer sein Bewusstsein erkannt hat, kann ge-genüber anderen Menschen und Lebewesen respektvoll sein. Wir erkennen, dass alles um uns herum letztendlich Ausdruck des einen, uns alle miteinander verbindenden Bewusstseins ist. Unser Verhalten wird achtsamer und klarer, und unsere Beziehungen beginnen zu heilen. Der große indische Mystiker Osho lehrt dafür drei einfache Regeln: Entspannt sein, wach sein und nicht urteilen.*

Still sitzen, nichts tun, der Frühling kommt
und das Gras wächst von alleine.

(Zen Koan)

Dein Körper braucht Gesellschaft,
das Innere das Alleinsein.

(Dr. Günther Bayer)

Meditation

Stellen Sie sich einen Timer oder einen Wecker auf mindestens 5 Minuten, und nehmen Sie sich vor, sich während dieser Zeit nicht zu bewegen.

Schließen Sie sanft die Augen. Legen Sie Ihre Hände auf die Oberschenkel, die Handflächen können nach oben oder unten zeigen. Die Wirbelsäule ist gerade aufgerichtet.

Wenn einmal eine Sitzposition gewählt ist, sollten Sie diese nicht mehr anzweifeln.

Sitzen Sie still, bewegen Sie sich nicht mehr.

Bringen Sie Ihre Aufmerksamkeit zu Ihrem Atem. Atmen Sie ein und aus. Versuchen Sie nicht, auf besondere Art und Weise zu atmen, sondern erlauben Sie es dem Atem, frei durch den Körper zu fließen.

So wie auch die Gedanken frei an Ihrem inneren Auge vorbeiziehen.

Wiederholen Sie innerlich die Worte: »Lass los«.

Mit jeder Einatmung »lass« und mit jeder Ausatmung »los«.

Versuchen Sie nicht, gewaltsam mit dem Denken aufzuhören. Erlauben Sie es den Gedanken stattdessen, sich frei durch Ihren Kopf zu bewegen.

Lassen Sie alles los, was Sie davon abhält, das Glück der Selbstverwirklichung zu erfahren, das Erkennen der Einheit allen Seins.

Entspannung

DO IT: *Legen Sie* sich auf Ihren Rücken.

Strecken Sie langsam die Beine aus. Rollen Sie eventuell eine Decke zusammen und legen Sie sich diese unter die Kniekehlen. Legen Sie entweder eine zusammengefaltete Decke oder ein Handtuch unter den Kopf. Das hilft dem Nacken, besser zu entspannen.

Die Füße sind hüftbreit und fallen natürlich nach außen.

Ihre Schulterblätter schmelzen in den Boden, die Arme liegen lang neben dem Körper. Die Handflächen zeigen nach oben als eine Geste der Hingabe und Offenheit.

Schließen Sie Ihre Augen, und legen Sie eventuell ein kleines Kissen über die Augen. Geben Sie Ihren Körper ganz der Entspannung hin. Zu entspannen bedeutet, all das loszulassen, was Sie daran hindert, die Wahrheit über sich selbst zu erfahren.

Beobachten Sie, wie sich der Bauch mit jedem Atemzug hebt und senkt. Der Brustkorb bleibt völlig ruhig. Der Atem fließt tief und frei. Der Bauch ist ganz weich. Sie werden ruhig. So können Sie beginnen, auf Ihre eigene Art und Weise nach innen einzutauchen.

Wiederholen Sie innerlich: Zehen entspannen, Füße entspannen, Beine entspannen, Hüften entspannen, Gesäß entspannen, unteren Rücken entspannen, mittleren Rücken entspannen, oberen Rücken entspannen, Bauch entspannen, Brustkorb entspannen, Finger entspannen, Hände entspannen, Arme entspannen, Schultern entspannen, Schulterblätter entspannen, Nacken entspannen, Gesicht entspannen, Mund entspannen, Zunge entspannen, Kiefer entspannen, Lippen entspannen, Wangen entspannen, Nase entspannen, Augen entspannen, Stirn entspannen, Kopfhaut entspannen.

Der ganze Körper ist entspannt, mit jedem Augenblick, der vergeht, werden Sie ruhiger und gelassener.

Bleiben Sie so lange liegen, wie es sich gut anfühlt. Selbst wenn Sie einschlafen, ist das völlig in Ordnung.

Beginnen Sie nach etwa 10 Minuten langsam, die Zehen und Finger zu bewegen und den Atem zu vertiefen. Strecken Sie die Arme weit hinter Ihren Kopf. Mit der Einatmung ziehen Sie den rechten Arm und das rechte Bein etwas länger, lassen Sie mit der Ausatmung los, dann die linke Seite. Einatmend ziehen Sie beide Seiten lang, ausatmend lassen Sie los.

Ziehen Sie jetzt bitte die Knie zu sich heran, und rollen Sie sich auf die rechte Körperseite.

Bleiben Sie kurz auf dieser Seite liegen.

Kuscheln Sie sich zusammen wie ein Baby, und genießen Sie.

Eine tiefe Wärme wird Sie durchströmen. Spüren Sie die Geborgenheit und die Vertrautheit mit dem Körper.

Nehmen Sie wahr, dass Sie komplett versorgt sind. Lassen Sie jetzt jeden Zweifel, dass irgendetwas mit Ihnen nicht stimmen könnte, los.

Begeben Sie sich komplett und ohne falsche Zurückhaltung in die heilende Kraft des gegenwärtigen Moments, in das Wunder des Lebens, des Hier und Jetzt.

Wenn Sie soweit sind, richten Sie sich langsam nach oben auf und kommen Sie in einen bequemen Sitz.

Beginnen Sie nun im Sitzen, tiefer und bewusster zu atmen.

Legen Sie Ihre Handflächen locker vor dem Brustkorb aneinander.

Senken Sie leicht das Kinn, und erinnern Sie sich an einen besonders schönen Moment in Ihrem Leben, an einen Augenblick von absoluter Stabilität und Kraft.

Erinnern Sie sich, wie es sich angefühlt hat, verwurzelt und stark zu sein; was es zu sehen gab, zu hören, zu schmecken. Und tauchen Sie noch einmal bewusst in dieses Gefühl von Stabilität ein.

Erinneren Sie sich, dass Stabilität ein Teil Ihres Lebens ist, den Sie jederzeit wieder abrufen können.

Mit der nächsten tiefen Ausatmung öffnen Sie langsam die Augen, und lassen Sie Ihre Hände sinken.

Wirkung:

Mit dieser Übung werden Körper und Geist beruhigt und revitalisiert. Die Aufmerksamkeit der Sinnesorgane wird nach innen gelenkt, und somit gilt diese Stellung als Vorstufe zur Meditation.

Segen

DO IT: *Nehmen Sie* eine angenehme Sitzhaltung mit gekreuzten Beinen ein.
Legen Sie die Handflächen vor dem Brustkorb locker aneinander. Schließen Sie die Augen und singen Sie mit uns:

SARVE BHAVANTU SUKHINA
SARVE SANTU NIRAMAJAH
SARVE BHADRANI PASHJANTU
MA KASCHID DUKHA BHAG BHAVET
LOKAH SAMASTHA
SUKHINO BHAVANTU

Mögen alle glücklich sein.
Mögen alle frei von Krankheiten sein.
Mögen sich alle um das Wohlergehen anderer kümmern.
Möge sich niemand sorgen.

Om
Shanti Shanti Shanti
Frieden, Frieden, Frieden
Hari Om

SPORT, ACHTSAMKEIT UND MEDITATION

The beat goes on
(Sonny Bono)

Wenn wir unsere Körper spüren, können wir plötzlich feststellen, dass die Welt größer ist also unsere Gedanken, und dass diese auch so momentan sind wie der Atemzug, den ich nehme, wenn ich mit meinem Rad bergauf fahre, oder das Jucken an der Nase, bevor ich den Ball ins Tor schieße. Nichts eignet sich anfangs besser als Sport, um die Erkenntnisse, die Sie im Yoga über Achtsamkeit und Meditation gesammelt haben, auf einer weiteren Ebene zu erproben und so in Ihr Leben zu integrieren.

Außerdem macht Sport Spaß. Das trifft vermutlich auf die meisten von uns zu. Und genau dieser Aspekt ist die beste Unterstützung für Meditation, die sich ein Mensch nur wünschen kann. Später können Sie immer noch Achtsamkeit und Meditation in Ihr Berufs- und Familienleben integrieren, aber das gehört zu den ganz großen Herausforderungen. Warum nicht erst einmal ein wenig Praxis im Sport sammeln, in dem sich Erfolgserlebnisse offensichtlich und unmittelbar einstellen?

DO IT: *Jede Sportart* besteht aus vielen kleinen Sequenzen oder Teilstücken. Richten Sie Ihre Aufmerksamkeit auf einen Teil Ihrer Bewegung, auf ein Objekt oder einen Körperteil. Auf diese Weise isolieren Sie jeweils einen Einzelaspekt und machen daraus eine Meditation.
Im Hinblick auf Ihre sportliche Performance bedeutet das:
Sie bringen Aufmerksamkeit in eine Handlung und erhalten dadurch die Energie in einer Sequenz Ihrer Bewegung, wo Sie vorher Energie verloren haben.

Durch Ihre Aufmerksamkeit wird Ihr Körper von selbst beginnen, die richtige Voraussetzung zu schaffen, damit Sie sich leichter, effizienter und entspannter bewegen.

Ballsport bietet eine Schatztruhe an Möglichkeiten, mit Achtsamkeit zu arbeiten.

DO IT: Der Ball als Meditationsobjekt

Je mehr Sie sich auf den Ball einlassen, desto mehr kommen Sie in den gegenwärtigen Moment. Andererseits: Je öfter Sie ihn aus den Augen verlieren, desto sicherer können Sie sein, dass Ihr Spiel momentan nicht das Beste ist. Wenn Sie beispielsweise im Zweikampf mit Ihrem Gegner stehen, und Sie achten auf seine Füße, anstatt auf den Ball, werden Sie mit Sicherheit weniger Chancen haben, als Sieger aus diesem Zweikampf herauszugehen. Das Gleiche gilt für die Ballannahme, wenn Sie sich auf den Gegner konzentrieren, der zum Ball hinläuft, statt auf den Ball selbst.

DO IT: Mehr Energie durch Raum

Anstatt beim Fußball, Basketball, Handball ... auf Ihre Gegner zu achten, richten Sie Ihr Bewusstsein ganz auf den Raum zwischen Ihnen und Ihren Gegenspieler. Sie werden schon nach kurzer Zeit feststellen, dass Ihr Spiel weniger hektisch wird, denn Sie bekommen jetzt ein ganz neues Gefühl für den Raum – und Sie verstehen, ihn zu nutzen. Das Elfmeterschießen illustriert diesen Punkt besonders gut: Der Schütze sollte sich nicht auf den Torwart, sondern den leeren Raum konzentrieren. Denn ansonsten stellt sich genau das Phänomen ein, das vom Autofahren bekannt ist – am einzigen Baum weit und breit kommt man von der Straße ab und fährt ausgerechnet gegen diesen.

Lernen für Lehrer: Coaching, Yoga, Achtsamkeit

Konzentrieren Sie sich immer nur auf einen Aspekt einer Asana, mit dem Ihr Schüler Schwierigkeiten hat. Kann Ihr Schüler sein Bewusstsein dorthin lenken, kann das Einfluss auf die gesamte Praxis haben.

Achtsamkeit ist immer wieder frisch. Wenn Sie eine Situation herstellen können, in der Ihr Schüler sich dessen bewusst ist, was er macht, so hat er die allerbesten Chancen, auch in den kommenden Momenten seine Aufgaben mit Achtsamkeit durchzuführen.

Je mehr Sie als Lehrer im Hier und Jetzt verankert sind, desto leichter wird dies auch Ihrem Schüler fallen.

Es gibt Bewegungen, bei denen Ihr Schüler merkt, was er tut. Das sind die Momente, in denen er sich fühlt. Mit diesen Momenten arbeiten Sie. Lassen Sie diese Momente größer werden, indem Sie ihn darauf aufmerksam machen: »Wo warst du gerade? Wie hast du deinen Kopf gehalten? Was hast du gerade gedacht? Konntest du atmen?«

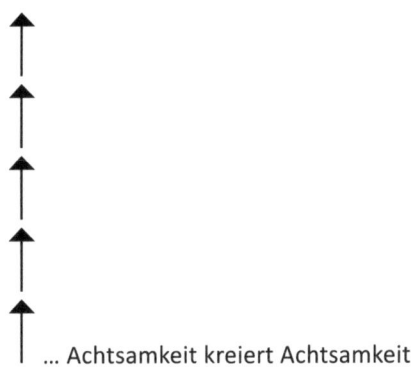

... Achtsamkeit kreiert Achtsamkeit.

Achtsamkeit, ganz gleich wie viel, ist die beste Voraussetzung für mehr Achtsamkeit.

ACHTUNG YOGI! *Jeder Achtsamkeitsmoment stellt eine perfekte Gelegenheit dar, einen neuen Moment der Achtsamkeit aus ihm entstehen zu lassen.*

Feedback

Feedback führt unmittelbar zu mehr Achtsamkeit, wenn Sie sich selbst oder eine andere Person spiegeln, ohne jedoch die Person oder ihre Handlungen zu beurteilen.

DO IT: Keine Situation wiederholt sich

Auch wenn Sie als Coach jemandem die gleiche Anweisung zum hundertsten Mal geben – tun Sie es immer mit dem gleichen Enthusiasmus, als wäre es das erste Mal.

Hierdurch dehnt sich Energie aus. Benutzen Sie ein »Bravo!«, ein »Ausgezeichnet!«, ein »Fantastisch!«, ein »Jaaaa!« Nicht in erster Linie, um Ihren Partner einfach nur zu loben, sondern um ihm Energie, Freude und Mut zu geben und vor allen Dingen ihn ins Jetzt zu bringen.

Ist *Ihr* Schüler auch in Meditation, haben auch Sie ein Gefühl von Mehr. Es kann sein, dass Sie selbst intensiver wahrnehmen, dass Sie tiefer atmen oder Farben und Formen klarer sehen.

Golden Touch

Killing me softly

(Roberta Flack)

Seien Sie sich dessen bewusst: Es existiert heute leider in allen sogenannten kultivierten Kulturen eine große Unsicherheit im Hinblick auf das Thema Berührung. Die meisten Menschen stehen unter so großem Druck, dass sie nicht in der Lage sind, Menschen wirklich zu berühren, noch sich berühren zu lassen. Meine Beobachtung ist, dass selbst Physiotherapeuten und Osteopathen nicht mehr wissen, was eine einfache Berührung ist.

ACHTUNG YOGI! *Eine gute Berührung ist in allererster Linie immer absichtslos. Es ist der einfachste Weg, an dem Ort anzukommen, an dem Sie sich gerade aufhalten. Es ist der Kick, den Ihr Körper sich wünscht, damit Sie im Hier und Jetzt landen. Gutes Yoga ist auch immer eine Massage. Im Yoga benutzen Sie Ihren Atem, wie Sie auch Ihre Hände bei einer wohltuenden Massage benutzen würden.*

Berührung im Unterricht

Gerade Berührung ist sicherlich das schönste und wirksamste Instrument, um eine Yogahaltung zu korrigieren und dem Übenden zu zeigen, wie er entspannt in einer Asana stehen oder sich durch sie hindurch bewegen kann.

Immer dann, wenn Sie einen anderen Menschen achtsam berühren, wird sich diese Qualität auch auf ihn übertragen.

Wenn Sie jedoch mit Ihrer Berührung in erster Linie ein persönliches Ziel verfolgen, wird die Berührung nur dazu beitragen, im anderen ein unangenehmes Gefühl zu erzeugen. Machen Sie sich diesen Zusammenhang bewusst!

DO IT: Echte Berührung

Konzentrieren Sie sich zu Beginn auf keinen Fall auf jene Körperstelle, von der Sie denken, dass dort Ihre Unterstützung hilfreich ist. Wenn Sie jemanden mit Berührung korrigieren, nehmen Sie immer erst die ganze Person wahr. Verwenden Sie hierbei einen unfokussierten Blick.

In einer echten Berührung nehmen Sie zuvor Ihre eigene Atmung und dann erst die Atmung des anderen wahr. So vermischen Sie nicht die Qualitäten, die Sie mitgebracht haben, mit denen des anderen.

Ihre Berührung zeichnet sich durch Präsenz aus. Das ist mehr als genug und mehr als die meisten Menschen gewohnt sind.

Erst ab dem Beginn der Ausatmung des anderen können Sie sich wirklich durch Ihre Berührung auf ihn einstellen.

Kurz vor dem Ende einer Ausatmung ist ein guter Moment, um sich von einem Kontakt zu lösen.

Eine ruhende Hand wird in der Regel angenehmer und entspannender empfunden.

Wenn Sie jemanden nur mit Ihren Fingerkuppen anfassen, wirkt das irritierend, manchmal sogar etwas herablassend und würdelos.

Zu Anfang kann es Irritation auslösen, wenn Sie Ihre Hand auf den Körper des anderen legen.

Seien Sie jederzeit bereit, Ihren Kontakt aufzulösen.

Wenn sich die Atmung des anderen nicht durch den Kontakt vertieft, ist es gut, den Kontakt aufzulösen.

Auch wenn Ihre Berührung sanft ist, lassen Sie diese immer von der Intention her konkret sein.

In Iyengar-Schulen wird häufig mit kleinen Klapsen und Stupsern gearbeitet. Diese Art von Berührungen dienen eher als Impulse oder kleine Wachmacher. Dadurch wird in einem anstrengenden Moment die jeweilige Körperstelle intensiver wahrgenommen. Es vereinfacht das Korrigieren einer Haltung. Diese Hinweise sind Orientierungen.

ACHTUNG YOGI! *Eine gute, respektvolle Berührung ist nur mit Achtsamkeit möglich. Andererseits bedeutet das auch: Wenn Sie achtsam sind, kann eine Berührung niemals falsch sein.*

Mit diesem Hintergrund wünsche ich mir eine Welt, in der Menschen möglichst oft in den Genuss einer achtsamen, absichtslosen Berührung kommen, die das Wunder bewirkt, uns schneller zu entspannen als Tausende ermunternde oder tröstende Worte oder Ideen.

Vorbild Yogalehrer?

Erwarten Sie keine Vorbildfunktion von einem Yogalehrer und schon gar nicht, dass Ihr Yogalehrer so etwas wie ein besserer Mensch ist, an dem Sie sich orientieren könnten. In diesem Fall garantiere ich Ihnen, dass Sie irgendwann sehr, sehr enttäuscht sein werden. Vertrauen Sie auch keinen yogischen Schriften, denn diese sind nichts weiter als Interpretationen von Menschen, von denen wir nicht einmal wissen, ob es sich um Heilige oder Wahnsinnige handelt.

Auf der Yogamatte oder im Unterricht kommt sehr oft für eine gewisse Zeit ein »besserer« Mensch zum Vorschein als im überwiegenden Teil des Alltags. Das gilt sowohl für den Lehrer, als auch für den Schüler.

VON DER YOGAMATTE
INS LEBEN

Am Ende stellt sich die Frage: Ist das Leben eine Yogastunde, oder symbolisiert eine Yogastunde das Leben?

> Let your soul be your pilot …
> (Sting)

Immer wieder hören wir: »Die Yogapraxis hat nichts mit dem realen Leben zu tun.« Das ist Unsinn. Der Unterschied besteht nur darin, dass wir uns in der Yogapraxis Voraussetzungen schaffen, die etwas idealer sind als in unserem sonstigen Privat- und Arbeitsleben, uns als lebendige, liebevolle und erfüllte Lebewesen zu erfahren.

ACHTUNG YOGI! *Was ist jetzt, in diesem Moment, das Wichtigste, das Sie tun können?*

Alles in der Yogapraxis Gelernte und als richtig Erkannte können wir, wenn es echt ist, jederzeit anwenden. Meditation ist unter allen Umständen möglich, schließlich gilt auch für unser Leben außerhalb des Yogaraumes: Meditation ist unser natürlicher Zustand.

Wie auch in der Yogapraxis können Sie in Ihrem alltäglichen Leben Achtsamkeit üben und Tricks anwenden, die Sie wach machen, Sie lebendiger werden lassen, Sie ins Hier und jetzt holen und Ihr Handeln mit dem Herzen verbinden. Jeder einzelne Moment der Meditation, den Sie im Alltag erfahren haben, wird auch Ihre Fähigkeit der Achtsamkeit im Yoga vergrößern.

Es folgen einige Anregungen, die sich als sehr alltagstauglich herausgestellt haben. Sie werden Ihnen helfen, Ihr Privat- und Berufsleben mit den im Yoga gewonnenen Einsichten zu verbinden. Auf diesem Weg kann Ihr Alltag von der Yogapraxis und Ihre Yogapraxis von Ihrem Alltag profitieren. Vielleicht kommt sogar eines Tages der Augenblick, in dem Sie feststellen, dass Ihre Yogapraxis und Ihr Alltag exakt das Gleiche sind.

In Bewegung

Gerade wenn Sie sich bewegen, wenn Sie etwa von einem Zimmer ins nächste gehen oder auf dem Weg zu einer Verabredung sind, haben Sie wunderbare Gelegenheiten, Achtsamkeit zu praktizieren. Die hilfreichste und einfachste Möglichkeit ist es, während des Gehens den Kontakt Ihrer Füße zum Boden zu spüren.

DO IT: Gehen und Achtsamkeit

Halten Sie Ihre Konzentration dann noch etwas mehr auf die Außenseiten Ihrer Füße, und rollen Sie über die Mittelfußknochen über Ihre großen Zehen ab. So haben Sie vielleicht eine Art des Gehens gefunden, die Ihrem Körper einen besonders guten Bodenkontakt und gleichzeitig Ihrer Bewegung guten Schwung gibt. Im Gehen sollte sich Ihr Oberkörper niemals anstrengen müssen. Er schwingt mit Ihren Bewegungen mit, ist aber passiv.

Achten Sie weniger auf die Objekte, die anderen Menschen, Autos und Häuser, sondern mehr auf den Raum zwischen diesen Objekten.

Immer und überall

DO IT: *Atmen Sie* entspannt in den Bauch ein und aus. Lassen Sie
beim Sitzen Ihr Gewicht immer über Ihre Sitzknochen in die
Unterlage sinken. Bauen Sie wie im Yoga Ihre Aufrichtung immer von unten her auf. Ihr Oberkörper sollte nie das Gefühl
haben, dass er sich halten muss. Hat Ihr Körper über Ihre Füße
oder Ihre Sitzknochen bereits einen guten Bodenkontakt, geben Sie Ihrem Kopf ab und zu die Erlaubnis, wie ein mit Helium
gefüllter Ballon nach oben zu steigen.

Geben und Nehmen mit dem Herzen

Wir dürfen annehmen, dass wir von Liebe umgeben sind und
dass Liebe so real ist, wie die Luft, die wir atmen. Tatsächlich
haben wir bei jedem Atemzug die Gelegenheit, Liebe zu empfangen und uns mit ihr zu verbinden. Beim Ausatmen haben
wir die Möglichkeit, sie weiterzugeben.

ACHTUNG YOGI! *Im Geben und Nehmen haben wir jedes Mal
aufs Neue die Möglichkeit, mit uns selbst und unserer Umwelt in
Kontakt zu treten und uns sowie die Umstände zu verändern.*

Geben und Nehmen ist für das Herz so natürlich wie das Ein-
und Ausatmen.

Dieses Geben und Nehmen spielt sich täglich Tausende Male
ab, ohne dass wir uns dessen jedoch bewusst sind. Je mehr Sie
es in Verbindung mit Achtsamkeit praktizieren, desto lebendiger wird Ihr Herz sein, und es wird Tag für Tag selbstver-
ständlicher für Sie, spontaner, kreativer und angemessener zu
reagieren.

Dennoch ist Geben und Nehmen für viele von uns zu einer komplizierten Angelegenheit geworden.

ACHTUNG YOGI! *Nehmen findet dann statt, wenn wir passiv sind und wir das, was uns geboten wird, ohne Wenn und Aber annehmen – egal, ob es Geschenke sind, oder ob es das ist, was wir sehen, fühlen oder hören.*

Moodboard: Geben

→ Das, was ich gebe, ist nichts wert.
→ Je mehr ich gebe, desto weniger habe ich.
→ Ich weiß nicht, ob das, was ich gebe, überhaupt gemocht wird.
→ Ich habe nicht genug.
→ Ich sollte etwas geben, der Mann ist ein armer Schlucker.
→ Ich bin nicht gut genug, deswegen ist das, was ich gebe, nicht gut.
→ Ich könnte etwas geben, aber sein Gesicht gefällt mir nicht.
→ Die Wirtschaft funktioniert nur durch ausgewogenes Geben und Nehmen.
→ Jeder Mensch denkt nur an sich.
→ Geben ist meine Pflicht.
→ Wenn ich etwas gebe, führt das dazu, dass ich den anderen von mir abhängig mache.
→ Wenn ich etwas gebe, tue ich immer so, als sei es eine Kleinigkeit.
→ Ich muss das schnell hinter mich bringen.

Moodboard: Nehmen

→ Für alles, was ich nehme, muss ich etwas geben.

→ Früher oder später muss ich dafür bezahlen.

→ Niemand soll denken, dass ich gierig bin.

→ Je mehr ich nehme, desto abhängiger bin ich.

→ Nichts ist umsonst.

→ Jeder Mensch denkt nur an sich.

→ Niemand macht so etwas uneigennützig.

→ Damit kann nicht wirklich ich gemeint sein.

→ Ich habe das Gefühl, ich muss etwas zurückgeben.

→ Ich bin froh, dass es vorbei ist.

Moodboard: Geben und Nehmen in Verbindung mit dem Herzen

→ Ich nehme diesen Augenblick ganz besonders lebendig wahr.

→ Ich spüre Frieden.

→ In dem Moment, wo ich gebe, bekomme ich.

→ Ich genieße es, beschenkt zu werden.

→ Wenn ich gebe und wenn ich nehme, fühle ich Kraft.

→ Es geschieht etwas Unerwartetes.

→ Wenn ich gebe, fühle ich mich größer als noch einen Augenblick zuvor.

→ Wenn ich ein Geschenk annehme, habe ich das Gefühl, dass ich allein durch den Akt dem anderen ebenfalls etwas schenke.

DO IT: *Praktizieren Sie* immer wieder Geben und Nehmen in Verbindung mit Ihrer Achtsamkeit. Fokussieren Sie sich dabei auf Ihr Herz. So werden Sie schon nach kurzer Zeit entdecken, wie viel Freude, Frieden und Kreativität diese Handlungen für Sie bereithalten.

ECHTES GEBEN

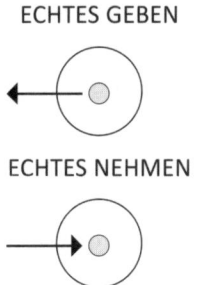

ECHTES NEHMEN

findet immer im Moment statt.
Damit ist im täglichen Leben jeder auch
noch so kleine Akt des Gebens und Nehmens
die schönste Möglichkeit, sich mit dem
Zentrum zu verbinden, die Liebe aufzuwecken
und sie von innen nach außen und
von außen nach innen zu bewegen.

Im Laufe eines Tages haben Sie mindestens 1000 Gelegenheiten, das Geben zu praktizieren. Seien Sie kreativ. Nichts macht Sie lebendiger als die Praxis des Nehmens und Gebens.

Moodboard: Geben bewusst praktizieren

→ In dem Moment, in dem Sie eine Arbeit erledigen, einen anderen Menschen grüßen, wenn Sie Höflichkeiten austauschen, wenn Sie Geschenke machen, wenn Sie sich Zeit nehmen, einem Menschen über die Straße zu helfen, wenn Sie Geld geben, wenn Sie jemandem Platz machen oder

Ihnen jemand Platz verschafft, wenn Sie jemandem zuhören oder wenn Ihnen ein Freund zuhört oder Sie einer
fremden Person zuhören – all das sind gute Gelegenheiten
im Alltag, um Geben achtsam zu üben.

Vermutlich haben Sie jedoch Zweifel, dass diese recht einfache
Technik solch eine lebensverändernde Wirkung haben soll.
Das verstehe ich gut. Versuchen Sie es deswegen ruhig einmal
umgekehrt: Sagen Sie »Hallo« mit einem Ausatmen oder sogar
ohne zu atmen.
Reichen Sie einem Menschen ein Glas, und halten Sie dabei die
Luft an.
Wenn Sie ein Geschenk erhalten, atmen Sie aus, und beobach-
ten Sie, ob Sie dabei in sich Enge oder Weite erfahren, Leichtig-
keit oder Schwere oder Sie Ihre Umgebung und den anderen
Menschen genauer oder verschwommener wahrnehmen.

ACHTUNG YOGI! *Die beste und offensichtlichste Art und Weise,
im täglichen Leben Liebe zu praktizieren und seinen Herzmuskel
(Herzchakra) zu trainieren, geschieht im aufmerksamen Geben
und Nehmen. Geben Sie sich und anderen die Gelegenheit, Geben
und Nehmen zu genießen und hiermit zu wachsen.*

> To love ist to live
> To receive is to give
> (Scott Matthews)

Die Wahrheit ist, dass Liebe überall möglich ist und dass es uns
überall und jederzeit möglich ist, Geben zu praktizieren.
  Indem wir möglichst oft üben zu geben und mit uns und anderen großzügiger zu sein, können wir nach allen Seiten hin

wachsen. Wahrscheinlich werden Sie feststellen, dass uns oft unsere Einstellung im Weg steht – Gedanken, dass wir geben müssen, um irgendwann zu bekommen, und dass wir nur etwas bekommen, wenn wir vorher gegeben haben. Das Problem ist, dass wir dadurch mit der Zeit auch allzu oft Sensitivität eingebüßt haben. Die Kunst besteht darin, immer wieder neu nach Chancen zu suchen und bereit zum Geben und Empfangen zu sein.

Das Herz verwandelt jede äußerliche Erfahrung

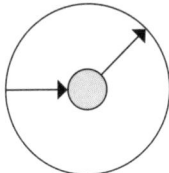

in eine Möglichkeit, dem Zentrum nahe zu kommen, und ermöglicht es, aus ihm heraus der Situation angemessen und liebevoll zu reagieren.

Mit dem Herzen zu sehen schafft Weite.
Mit dem Herzen zu hören schafft Stille.
Mit dem Herzen zu geben schafft Frieden und Freude.

DO IT: Führen Sie separate Listen fürs Geben und Nehmen
Legen Sie zwei Listen an: Notieren Sie, wo Sie in Ihrem täglichen Leben Möglichkeiten zum Geben und Nehmen sehen. Überarbeiten Sie diese Liste regelmäßig, vielleicht sogar eine zeitlang täglich. Seien Sie kreativ!

DO IT: In der Praxis
Egal, ob Sie an der Kasse stehen, im Restaurant auf Ihr Essen warten oder Ihr Sohn oder ein Freund Ihnen eine Geschichte

erzählt, egal, ob die Geschichte wichtig ist oder nicht – geben Sie anderen Menschen mehr Zeit, indem Sie Ihren Atem mit Ihrem Herzen verbinden.

Erfinden Sie immer wieder neue Möglichkeiten, zu geben und zu empfangen.

Geben Sie Ihre Zeit, indem Sie langsam sprechen. Es sind fast nie die Umstände, sondern die Gewohnheit, die uns über das Notwendige hinaus zu schnell sprechen oder agieren lässt.

DO IT: Anerkennung geben
Jeden Moment gibt es etwas anzuerkennen. Finden Sie heraus, was Sie bei sich anerkennen, und was Sie bei anderen anerkennen können.

DO IT: Raum geben
Raum ist eines der wichtigsten Dinge, die Sie geben können. Die Erfahrung von Raum ist, wie Sie in diesem Buch schon oft gehört haben, die fundamentale Erfahrung von Herzqualität. Das können Sie ganz praktisch geschehen lassen und setzt gleichzeitig Ihrer Kreativität im wahrsten Sinne des Wortes keine Grenzen. Geben Sie anderen Menschen und Gegenständen mehr Raum.

Vergrößern Sie den Abstand zwischen Ihnen und Ihrem Vordermann, wenn Sie im Supermarkt an der Kasse stehen.
Halten Sie Abstand im Verkehr. Lassen Sie jemandem den Vortritt. Geben Sie Platz, indem Sie im Fahrstuhl einen Schritt zur Seite treten. Wenn Sie Ihr Zimmer dekorieren, geben Sie einzelnen Gegenständen mehr Raum. Wenn Sie jemanden massieren, treten Sie von Zeit zu Zeit einen Schritt zurück. Auch sich selbst können Sie mehr Raum geben, indem Sie Ihren Gesten die Erlaubnis geben, ausladender zu werden, oder sich einfach mal in eine Richtung strecken. Sind Sie in ein intensives

Gespräch verwickelt, geben Sie den anderen mehr Raum. Ein anderes Mal kann dies auch bedeuten, einen Menschen näher zu sich einzuladen, neben sich Platz nehmen zu lassen oder auch jemanden zärtlich zu berühren.

Haben Sie eine bestimmte Meinung, lassen Sie diese Meinung los, und geben Sie ebenfalls Raum für andere Meinungen.

Wenn Sie die Tendenz haben, sich über jemanden zu stellen oder ihn auf Grund seines Benehmens oder Aussehens zu verurteilen, schenken Sie demjenigen Ihre Urteilsfreiheit. Während des Essens können Sie damit experimentieren, den Raum zwischen sich und dem Teller, der Tasse oder dem Glas zu erweitern.

Wenn Sie in einen Spiegel blicken, betrachten Sie nicht nur Ihre Erscheinung, sondern schenken Sie auch dem Rahmen und der Wand, an der der Spiegel hängt, Ihre Beachtung.

Moodboard: Anregungen für die Liste »Geben«

Hier handelt es sich nicht um Vorschläge für eine »Gute-Taten-Liste«. Wir wollen nicht als gute Menschen in den Himmel kommen, sondern Gelegenheiten finden, immer wieder unsere Größe zu erfahren.

→ Wenn mir der Typ mit der schwarzen Brille über den Weg läuft, lächele ich ihm zu und grüße ihn freundlich.

→ Ich zeige meiner Kollegin, dass ich auf ihre Frage gern Antwort gebe.

→ Ich zeige mich dankbar für die Geschenke, die andere mir machen.

→ Durch ein Kopfnicken bestätige ich immer wieder, dass ich meinen Kollegen zuhöre.

→ Ich gebe mich meiner Arbeit hin.

→ Ich informiere einen Bekannten über das Konzert seines Lieblingssängers.

→ Wenn mein Partner fährt, gebe ich ihm die Möglichkeit zu fahren, ohne dass ich als Beifahrer ständig seinen Fahrstil kritisiere.

→ Ich suche mir ein Rezept und bekoche ein paar Freunde.

→ Ich bin bereit für Unbekanntes.

→ Ich räume das schmutzige Geschirr auf.

→ Ich rücke die Kissen zurecht und lade mein Gäste ein, es sich auf meinem Sofa gemütlich zu machen.

→ Ich umarme meinen Freund besonders herzlich.

→ Ich gebe der Kassiererin mehr Zeit.

Wir leben unter Umständen, in denen viel zu oft den Qualitäten des Herzens eine zu geringe Bedeutung gegeben wird. Als Kinder haben wahrscheinlich alle von uns in unterschiedlichem Ausmaß gelernt, unsere Sinne als Schutz vor unsensitiven Handlungen anderer zu verschließen.

Ob Sie von Herzen etwas annehmen können, hängt von Ihrer Fähigkeit ab, Ihre Sinne zu öffnen. Es ist richtig, wenn Sie jetzt denken, dass Geben und Nehmen direkt mit der Fähigkeit zum Genuss in Verbindung stehen.

Nothing Else Matters
(Metallica)

Sehen, Hören, Fühlen

Den ganzen Tag sind Sie ohnehin mit Sehen, Hören und Fühlen beschäftigt. Jede dieser Aktivitäten besitzt in sich die Möglichkeit, Sie in Verbindung mit dem Herzen und in Begleitung von Achtsamkeit ins Hier und Jetzt zu bringen. Hier stellen wir Ihnen eine kleine Auswahl an Übungen vor, die ohne jeglichen Aufwand jederzeit gemacht werden können.

FUNKTION DES HERZENS

Das Herz bzw. die Konzentration auf den Brustraum ermöglicht die Wahrnehmung von Raum, Stille, Frieden und Freude.

Das Herz ermöglicht die Wahrnehmung …
… über das HÖREN als Verbindung ins Jetzt.
… über das SEHEN als Verbindung ins Jetzt.
… über das FÜHLEN als Verbindung ins Jetzt.

Sehen

DO IT: Der ganze Blick

Ein natürlicher Blick ist immer entspannt und empfangend. Sie müssen erst dann den Blick fokussieren, wenn Sie eine spezifische Handlung ausführen wollen. Im Gespräch, auf dem Weg ins Café oder im Flugzeug sollten unsere Augen in Verbindung mit unserem Herzen wie Fenster geöffnet sein.

Anders herum ist das Sehen ein besonders gutes Kontrollsystem in Bezug auf Achtsamkeit. Sie können sich sicher sein, dass Sie, wenn Ihr Blick unbewusst seine 180 Grad Vision verloren hat, sich nicht im realen Leben bewegen. Sie sind weder hier noch jetzt. Sie haben Ihre Achtsamkeit verloren.

DO IT: Etwas Liebe im Blick

> *Sehen Sie* sich Dinge an, die es Ihnen leicht machen, Ihr Herz zu spüren: ein Kind, Ihr Lieblingstier, einen Baum, eine Blume oder ein Foto, das Sie besonders glücklich macht. Verbinden Sie sich bewusst mit Ihrem Herzen. Atmen Sie sanft in Ihre Brust ein oder, falls es die Situation erlaubt, legen Sie eine Hand auf die Mitte Ihrer Brust. Lassen Sie Ihre Augen jetzt sanft und empfänglich sein, und betrachten Sie diesen Gegenstand.

Wenn Sie das nächste Mal in einem Gespräch sind, erinnern Sie sich an dieses Gefühl und lassen Sie es an Ihrem Gespräch teilhaben und Sie sensibilisieren.

Hören

Sämtliche Geräusche um uns herum wahrzunehmen ist ganz natürlich. Trotzdem sind unsere Angewohnheiten oft von einem Gefühl von Anstrengung begleitet. Dahinter steckt das tiefsitzende Misstrauen, dass etwas Böses geschehen könnte, sobald ich entspanne. Diese ständige Anstrengung wiederum macht es uns unmöglich, all die Wunder zu empfangen, welche die Existenz täglich für uns bereit hält. Diese Wunder sind, wie auch beim Sehen, während des Hörens dann da, wenn wir mit unserem Herzen in Verbindung stehen.

ACHTUNG YOGI! *Das, was beim Sehen die Raumerfahrung ist, ist beim Hören die Erfahrung von Stille. Wenn Sie genau hinhören, werden Sie feststellen, dass jeder Ton einen Anfang und ein Ende hat, während Stille immer besteht. Töne sind in diesem Fall die Objekte, während Stille für das Subjekt steht – für das, was immer schon und unverändert da war sowie unverändert da sein wird.*

DO IT: Hören

> *Geben Sie* dem Hören einen kleinen Pusch: Stellen Sie sich vor,
> Ihre Ohren seien direkt mit dem Herzen verbunden und zwei
> Ohrmuscheln würden wie Flügel aus Ihrem Herzen wachsen.
> Jetzt konzentrieren Sie sich auf ein bestimmtes Geräusch in Ih-
> rer Nähe. Nach und nach identifizieren Sie weitere Geräusche,
> so lange, bis Sie in der Lage sind, sämtliche Geräusche zur glei-
> chen Zeit zu hören.

Wann immer Sie die Möglichkeit haben, von Ihrem Herzen aus
zu hören, machen Sie das, und zwar mit Ihrem ganzen Körper.
So werden Sie wesentlich besser verstehen, was der andere sagt
und meint. Besonders in schwierigen Gesprächen vermeiden
wir es allzu häufig, gut zuzuhören. Statt dies zu tun, indem wir
uns auf unsere Subjektivität und deren Qualitäten wie Liebe,
Mitgefühl, Kreativität konzentrieren, identifizierten wir uns mit
den Objekten, damit meine ich die äußeren Situationen und
Gegebenheiten; und dann wundern wir uns, dass wir in einem
Schlachtfeld stehen.

Das Herz schafft die grundsätzlichen Voraussetzungen für
eine liebevolle Atmosphäre in Ihrem Leben. Diese Atmosphäre
wird es Ihnen ermöglichen, körperliche, emotionale und gedankliche Beschränkungen hinter sich zu lassen und Ihnen
helfen, das zu erreichen, was Sie möchten. Sie hilft Ihnen, eine
klare Vision zu entwickeln und sich selbst sowie andere Menschen klarer zu sehen. Erst Ihr Herz bringt Leichtigkeit, Wärme
und Freude in Ihr Leben und macht so den Alltag zu Ihrer
Yogapraxis.

ACHTUNG YOGI! *Wir geben und bekommen viel mehr, als wir
glauben. Stellen Sie sich immer wieder die Frage, ob Sie in der
Position des Gebens oder des Nehmens sind. Das bringt Klarheit in*

Ihre Handlungen. In letzter Konsequenz findet Geben und Nehmen immer gleichzeitig statt.

Mitgefühl

Das Herz lernt immer wieder aufs Neue zu vergeben und schenkt uns Mitgefühl. Es gibt uns die wunderbare Fähigkeit, uns und andere so zu lieben, wie wir sind, und lässt uns kreativ auch mit scheinbar Unabwendbarem umgehen. In letzter Konsequenz hilft uns der liebevolle Weg über das Herz, in die Meditation vorzustoßen, oder, anders ausgedrückt, uns selbst zu begegnen – ob in diesem Körper, in einem komplett anderen oder gar ohne Körper.

Meditation geschieht dann, wenn wir nicht mehr um uns selbst kreisen. In einem solchen Moment lassen wir nicht mehr unsere Probleme, unsere Gefühle, unsere Blickwinkel oder unsere Gedanken die Realität bestimmen. Wir sind größer als das, was wir denken. Um ganz praktisch mit etwas Größerem als uns selbst in Kontakt zu treten, hilft uns Mitgefühl.

ACHTUNG YOGI! *Wachstum geschieht, indem wir den anderen sehen, wie er ist, und ihn unterstützen, glücklich und frei zu sein. In dem Moment, in dem ich etwas für einen anderen Menschen tue, gewinne ich an Größe. Aber Vorsicht! Dies hat nichts damit zu tun, sich über jemanden zu stellen oder Abhängigkeiten zu schaffen. Meine Intention in diesem Fall ist es, dem anderen lediglich zu helfen oder ihn zu unterstützen, auf seine Art und Weise Liebe und Größe zu leben. Sobald Geben und Nehmen zum Geschäft werden, ist es wahr, dass Sie Ihr Herz vergessen haben. Da zu sein ist eine Herzqualität. Wir haben an allen Orten und zu jeder Zeit die Möglichkeit dazu.*

Sie haben »vergessen«,
achtsam zu sein

DO IT: *Weder Ursachenforschung* noch ein schlechtes Gewissen bringen Sie jetzt weiter. Aber was ist zu tun, wenn Sie erkannt haben, dass Sie soeben nicht achtsam waren? Vereinbaren Sie ein Signal mit sich selbst. Das kann bedeuten, dass Sie kurz mit dem Fuß auf den Boden treten oder mit einem Finger auf einen anderen tippen, um dann für einen Moment zu rekapitulieren, wie es war, unachtsam zu sein. Wenn Sie diese Geste und diesen Moment registrieren, nehmen Sie einen Atemzug ins Herz und spüren Sie, wie es ist, im »Jetzt« anzukommen. Mit diesem kleinen Trick lernen Sie nach und nach, dass Achtsamkeit auch in den schwierigsten wie in ihren glücklichen Momenten möglich ist.

> Übrigens nicht nur herausfordernde Yogasanas fallen Ihnen leichter, wenn Sie lächeln. Lächeln Sie so oft wie nur möglich – gerade dann, wenn Sie in Ihrem Leben vor schwierigen oder »unlösbaren« Aufgaben stehen und mal wieder vergessen, achtsam zu sein.

ACHTUNG YOGI! *Falls Sie sich nach all dem, was Sie über Yoga, Achtsamkeit und Meditation oft mit soviel Mühe gelernt haben, dennoch vom Leben überrannt fühlen, gibt es rezeptfrei eine Medizin, auf die Sie sich immer verlassen können: Nehmen Sie einen tiefen Atemzug in Ihr Herz, und begegnen Sie dem, was jetzt kommt, mit einem »Herzlich willkommen!«*

ACHTUNG YOGI! *Im Yoga bauen wir keine Autobahn, auf der Sie sich sicher und schnell durch das Leben bewegen können. Im Gegenteil: Yoga zeigt Ihnen den Dschungel, so wie er ist. Oft ist er so dicht, dass Sie sogar komplett vergessen, dass überhaupt Licht existiert. Yoga bewahrt Sie weder vor Konfrontation noch vor Leid oder Unglück. Aber es zeigt, dass Sie größer sind als all das, was um Sie herum geschieht. Achtsamkeit ist der Weg zur Meditation. All das, was Sie jeden Tag erleben, ist der perfekte Anlass, Achtsamkeit zu üben.*

ACHTUNG YOGI! *Auch wenn durch Ihre Achtsamkeit lediglich kleine Risse in der Dunkelheit entstehen, so können Sie jetzt sicher sein, dass hinter diesen Rissen mehr auf Sie wartet. Manchmal ist es eine Krankheit, ein kleine Begrüßung, ein blöder Unfall, ein Kuss oder ein kurzer Blick, was einen solchen Riss verursacht und Ihnen den Weg zum Licht zeigt.*

> There's a crack in everything.
> That's how the light gets in.
>
> (Leonard Cohen)

DANKSAGUNG UND EMPFEHLUNGEN

Berthold Henseler möchte sich ganz besonders bedanken bei: Leela, Alvina und Prasad, *essentiallifeconsulting.com*, dass Sie mich inspiriert haben mit aller Leidenschaft und allen Sinnen am Leben teilzuhaben und deren Inspiration oft in diesem Buch spürbar ist, Sandra Sabatini, die mir meine Fragen mit soviel Liebe beantwortet hat, Anubuddha und Anasha, *aruntacto-consciente.com*, dafür, dass sie mir zeigten, dass jede Atmung und jede Stellung im Yoga Berührung ist, Krishnatakis, der es versteht dem Yoga seine Wildheit und Experimentierfreude zu geben, Andrea Kafka, die mich mit ihrer Leidenschaft und ihrem Wissen über die chinesische Medizin unterstützt hat, der wunderbaren Yogalehrerin Nella von Zerboni, Vira Drotbohm, *viralina.com*, Birgit Kube, rolfing-muenchen.com, Savya und ihrem Justbe-Shop, auch wenn wir uns zu selten sehen, meinem Freund Carsten, Manuela Salbach, der großartigen Gastgeberin Sandeh von Tucher vom Tushita, Regina Gambarte vom Yam Yoga, Sarah Ernst, Avikal und Gangha, *satori-retreat.com,* für deren Satori-Retreats, die ich *besonders* gerne empfehle, wenn Sie sich besonders besonders intensiv mit der Meditation auseinandersetzen möchten, Navanita Harris, *navanita.net*, die mir die berührende Geschichte ihres Unfalls erzählte und Osho, dem wundervollen Meister der Meditation, dessen »Orange Book« wohl das unverzichtbarste und kompakteste Werk zum Thema Meditation ist und alle Menschen die irgendwann neben meiner Yogamatte geübt und meditiert haben und es vielleicht morgen tun werden.

Und dann ist da noch Peter O'Toole, dessen Bewegungen in Lawrence von Arabien für mich bis heute ein Gefühl des Göttlichen hervorrufen.

Dr. Patrick Broome dankt in Anlehnung an Die Fantastischen Vier allen Superhelden, allen großen Meistern, allen Highlandern, allen Kriegern, allen guten Geistern, allen Superfreaks und Auserwählten zu mir ins hier, denn ich hatte Millionen Legionen hinter mir.

Einen ganz besonderen Dank der großartigen Christina Raftery, die uns mit ihrer raschen Auffassungsgabe, ihrer unschlagbaren Geduld und Übersicht in Text- und Sprachangelegenheiten so einzigartig begleitet hat und natürlich Michael Goerden und Karin Stuhldreier sowie all den wunderbaren Menschen im Allegria Verlag.

Literaturempfehlungen zum Thema Yoga

Broome, Patrick, *Yoga für alle*, Nymphenburger Verlag 2012.

Osho, *Das Yogabuch: Die Geburt des Individuums*, Innenwelt Verlag 2002.

T.K. Sribhashyam, *Wie Yoga wirklich wurde: Ursprung und Entwicklung der Lehre des Yoga*, Via Nova 2013.

Mark Whitwell, *Herz-Yoga: Die heilende Kraft inniger Verbindung*, Via Nova 2010.

Beim Wandern läuft die Seele mit

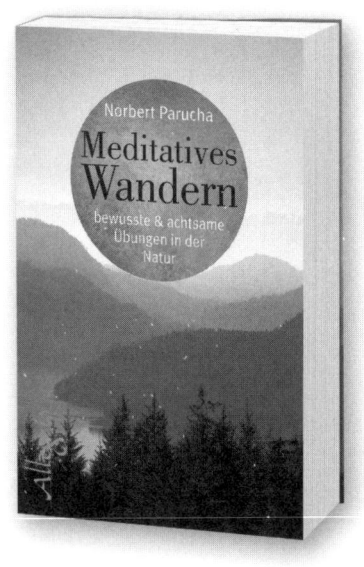

Dieses Buch ist der ideale Begleiter für alle, die etwas in ihrem Leben verändern wollen. Durch die bewusste Annäherung an die Natur ist Heilung möglich. Es handelt sich hier um eine Anleitung zum Gestalten eines eigenen meditativen Wanderweges – egal wo, überall ist es möglich. Neben praktischen Übungen, Meditationen und spielerischen Aufgaben regen besinnliche Texte unterwegs zum Nachdenken an.

Allegria